Ram Mundada
Sandhya Wagh

A impactação de caninos

Ram Mundada
Sandhya Wagh

A impactação de caninos

Uma análise completa

ScienciaScripts

Imprint
Any brand names and product names mentioned in this book are subject to trademark, brand or patent protection and are trademarks or registered trademarks of their respective holders. The use of brand names, product names, common names, trade names, product descriptions etc. even without a particular marking in this work is in no way to be construed to mean that such names may be regarded as unrestricted in respect of trademark and brand protection legislation and could thus be used by anyone.

Cover image: www.ingimage.com

This book is a translation from the original published under ISBN 978-620-7-99598-1.

Publisher:
Sciencia Scripts
is a trademark of
Dodo Books Indian Ocean Ltd. and OmniScriptum S.R.L publishing group

120 High Road, East Finchley, London, N2 9ED, United Kingdom
Str. Armeneasca 28/1, office 1, Chisinau MD-2012, Republic of Moldova, Europe
Printed at: see last page
ISBN: 978-620-7-96430-7

Índice

INTRODUÇÃO 2

PREVALÊNCIA 6

ETIOLOGIA E TEORIAS DA IMPACTAÇÃO CANINA 13

CLASSIFICAÇÃO DO CANINO AFECTADO 44

DIAGNÓSTICO DE CANINO IMPACTADO 72

CONSIDERAÇÃO CLÍNICA DE CANINOS IMPACTADOS 81

GESTÃO DE CANINOS AFECTADOS 86

REFERÊNCIAS 132

INTRODUÇÃO

"Cada dente na cabeça de um homem é mais valioso do que um

diamante."

Durante o desenvolvimento da face, o desenvolvimento facial inicial de todos os embriões é semelhante. A ocorrência de eventos como a migração celular, a interação, o crescimento diferencial e a diferenciação conduzem sucessivamente à maturação da estrutura. Durante o período de maturação, podem ocorrer alterações anormais do desenvolvimento, que podem conduzir a malformações humanas comuns. A erupção dos dentes é um evento altamente programado. Os dentes que se desenvolvem dentro da cripta óssea, inicialmente sofrem movimentos corporais e excêntricos e, finalmente, por movimento axial, aparecem na cavidade oral. Nessa altura, a conclusão da raiz é de cerca de dois terços.[1]

A erupção do dente é de grande importância durante o crescimento e desenvolvimento da face para a ocorrência normal. Desde os anos 80, sabe-se que o germe dentário em si não é essencial para facilitar os processos que tornam possível a erupção dentária.[2]

A erupção dentária começa no ambiente intraósseo, o que requer uma via de erupção formada por osteoclastos que determinam inicialmente o caminho para a erupção da coroa. A via de erupção para a dentição permanente é preparada pela reabsorção do osso e das raízes do dente primário, e move-se ao longo dessa via.[3]

Todos os dentes têm um período de erupção definido durante o crescimento, mas a erupção sequencial e atempada dos dentes é difícil.[4] Vários factores podem levar a alterações na erupção, mas uma diferença de mais de 2 anos é vital. E esses dentes que estão completa ou incompletamente incorporados no osso maxilar ou na mucosa durante mais de 2 anos após o período de erupção fisiológica são designados por dentes impactados.[5]

Um dente impactado é um dente que não consegue erupcionar e não atinge a sua posição anatómica para além da data cronológica de erupção, mesmo após a conclusão da sua raiz.[6]

A erupção perturbada dos caninos superiores permanentes é comum, uma vez que estes se desenvolvem profundamente no maxilar e têm um trajeto mais longo para percorrer, em comparação com qualquer outro dente na cavidade oral. Os caninos desempenham um papel vital na aparência facial, na estética dentária, no desenvolvimento da arcada e na oclusão funcional.[7]

Um canino é considerado impactado se for interrompido após o desenvolvimento completo da raiz ou se o dente contralateral estiver erupcionado durante pelo menos 6 meses com formação completa da raiz.[8]

Uma má oclusão é um desalinhamento ou uma relação incorrecta entre os dentes das duas arcadas dentárias quando estes se aproximam um do outro à medida que os maxilares se fecham. O termo foi cunhado por Edward Angle, o "pai da ortodontia moderna".[9]

Existem muitas causas e factores de risco para a má oclusão. Os dentes do siso impactados podem causar desalinhamentos porque podem irromper num ângulo indesejável em relação aos dentes adjacentes. Isto faz com que os dentes adjacentes se desloquem da sua posição normal.[11]

A classificação de Angle tem quatro classes: oclusão normal, má oclusão de Classe I, má oclusão de Classe II e má oclusão de Classe III. A oclusão normal e a má oclusão de Classe I partilham a mesma relação molar, mas diferem na disposição dos dentes relativamente à linha de oclusão. A linha de oclusão pode ou não estar correta na má oclusão de Classe II e Classe III.[9]

A impacção dentária é um problema comum na prática ortodôntica diária e, na maioria dos casos, é reconhecida por acaso num exame dentário de rotina. Por conseguinte, é muito importante que os médicos dentistas estejam cientes desta condição, uma vez que a deteção e intervenção precoces podem ajudar a evitar muitas complicações prejudiciais.[11]

O tratamento de pacientes ortodônticos envolve a gestão de uma oclusão em constante mudança, desde a dentição mista precoce até à dentição permanente.

Na maioria dos pacientes, a transição da dentição mista para a permanente ocorre sem problemas, sem impacção dentária ou falta de erupção dentária. Dentes impactados não diagnosticados e/ou não tratados podem resultar no desenvolvimento de má oclusão ou podem causar patologia nos dentes adjacentes. Por isso, é importante que o ortodontista seja capaz de diagnosticar e tratar sistematicamente dentes clinicamente não erupcionados ou impactados.

PREVALÊNCIA

A impacção dentária é um fenómeno frequente. Entre todos os dentes, os terceiros molares inferiores são os dentes mais frequentemente impactados. Vários estudos realizados em diferentes partes do mundo referem que a frequência de impactação dos terceiros molares varia entre 27 e 76%. Se os terceiros molares forem excluídos, os caninos superiores são os dentes mais comuns a sofrer impactação.

Na estética e função dentofacial, os caninos desempenham um papel importante.

Para a estética do sorriso, é necessário que a base do alar e o lábio superior sejam suportados pelo canino. Quando o canino é afetado, estas funções são perdidas, levando a uma baixa autoestima e a uma má qualidade de vida relacionada com a saúde em geral.

No entanto, existe uma variação considerável na prevalência e distribuição dos caninos impactados em diferentes regiões da mandíbula. Os factores que afectam a prevalência incluem as etnias, o grupo etário selecionado, o sexo, a altura da erupção dentária e o padrão de erupção.

Yaacob H et al[14] efectuaram um estudo na população da Malásia, onde os malaios, os chineses e os indianos são as três principais etnias. Os indianos pertencem ao subgrupo caucasóide denominado indo-dravidiano (indo-europeu) e todos os outros pertencem à raça mongoloide. O estudo mostrou que os indivíduos de diferentes origens étnicas têm diferentes formas faciais, crescimento facial, tamanho dos maxilares e dos dentes, o que afecta o padrão de impactação.

FCS Chu et al.[22] . efectuaram um estudo na população chinesa e caucasiana que resultou numa prevalência global de 2,1% de caninos maxilares impactados. Na população da Índia central, Sandhya Jain et al. efectuaram um estudo segundo o qual a taxa global de impactação de caninos é de 1,1%, dos quais 22,2% são casos de impactação mandibular e 77,8% são na maxila. Enquanto Aydin et al.[34] mostraram 0,44% de impacção do canino mandibular entre 4500 pacientes da população turca.

Foram efectuados vários estudos sobre a prevalência de caninos impactados, que diferem em vários aspectos. Alguns autores verificaram que a impactação do canino parece ser mais prevalente num grupo etário específico.

A prevalência de impactação foi maior no grupo etário dos 10-20 anos (60%), seguido do grupo dos 21-30 anos (24,4%).[21]

De acordo com Bandar Alyami et al. no seu estudo, a idade variou entre 15 e 75 anos, com uma média de 20,4 + 11 anos. A maioria dos doentes com impactação canina enquadrava-se nos grupos etários 11-20 (29 (27,1%)) anos e 21-30 (40 (37,4%)) anos.[19]

FCS Chu et al, no seu estudo, concluíram que a faixa etária dos 20 aos 29 anos tinha a maior prevalência de impacção dentária (55,1%), mas esta diminuía com o aumento da idade.[22]

Pooja Umaiyal M, et al apresentaram o conceito de prevalência da idade em relação ao sexo do paciente. Segundo este estudo sobre a população de Chennai relativamente à prevalência de impactação canina, verificou-se uma predominância feminina de 51,8% entre os 10 e os 20 anos de idade e uma predominância masculina de 81,8% entre os 21 e os 30 anos de idade, num total de 4,95% de impactações caninas.[21]

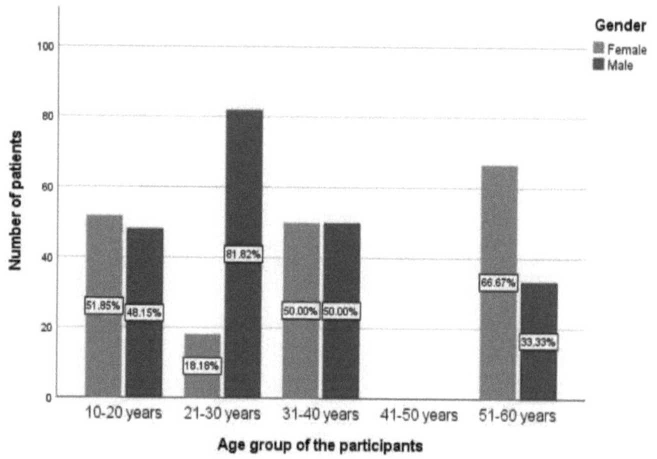

Figura 1: Gráfico de barras que mostra a associação entre o género e a faixa etária dos participantes com impactação canina. O eixo X representa o género dos participantes de acordo com o seu grupo etário e o eixo Y representa o número de participantes com impactação canina. Entre os 4,9% dos participantes que tinham caninos impactados, 55,5% eram do sexo masculino (vermelho) e 45,5% do sexo feminino (azul). A prevalência de impactação canina foi maior entre os homens do que entre as mulheres. No entanto, não é estatisticamente significativo (valor do Qui-Quadrado de Pearson:

4,323, df: 3, valor p: 0,229 (>0,05)), pelo que não há associação entre o género e o grupo etário dos participantes.

A prevalência em relação ao género tem resultados bastante controversos. Em 2003, como referido por FCS Chu et al, o rácio de caninos impactados entre homens e mulheres foi de 1:1,6 no seu estudo. Também no estudo de Mai Lin Lovgren et al em 2019, ele concluiu que a taxa de canino maxilar impactado é maior no sexo feminino do que no masculino na proporção de 1,8: 1,0, respetivamente. Além disso, em estudo recente em 2021 de Pooja et al na população de Chennai concluiu que o sexo feminino tem uma prevalência menor do que os homens. ,.[21] [22] [23]

Na maioria da população com impactação canina, sua ocorrência é unilateral, o que foi reafirmado pelos estudos de Stahl et al, Takahma e Aiyama. Enquanto Bass et al. contradizem este facto, sendo a impactação bilateral a de maior prevalência. Sacerdoli. R et al. mostraram que, no tipo de impactação unilateral, o lado com maior incidência de impactação é o direito, o que foi contrariado pelo estudo de Harzer et al., no qual o seu estudo apresenta resultados em que o lado mais afetado é o esquerdo.

O estudo recente de Pooja Umaiyal et al, realizado entre a população de Chennai com caninos impactados, apresenta resultados substanciais no que respeita à região. De acordo com este estudo, 33,3% da impactação do canino ocorre na região maxilar superior direita e 22,2% da impactação ocorre na região mandibular direita. (Figura 2) Em 2016, Sharmila R et al.

realizaram um estudo sobre a incidência de caninos impactados, no qual concluíram que, do número total de casos impactados, 82,35% são maxilares e 16,7% são mandibulares impactados.

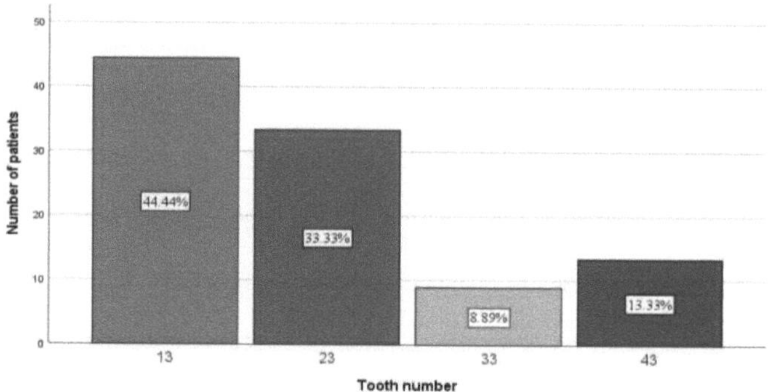

Figura 2: Gráfico de barras que representa a distribuição da frequência de impactação canina na população de Chennai. Entre a população de caninos afectados, a maior prevalência da população tinha o canino superior direito afetado (laranja), seguido do canino superior esquerdo afetado (verde), do canino inferior direito afetado (vermelho) e do canino inferior esquerdo afetado (amarelo).

No estudo de Mai Lin Lovgren et al., eles mostram que a maioria dos caninos impactados eram unilaterais e localizados palatalmente.

Para além disso, a posição dos caninos maxilares impactados variava muito. Numa população europeia, a impacção do canino palatino foi cerca de cinco vezes mais frequente do que numa população asiática[28] . Em contraste, Kim et al.[29] argumentam que existe uma tendência três vezes maior para a impacção labial numa população coreana. Estas diferenças

10

estão provavelmente relacionadas, pelo menos em parte, com diferenças raciais na estrutura óssea dos maxilares. O relatório de Zhong et al.[30] apoia fortemente esta opinião, constatando que os chineses também apresentam uma maior prevalência de impacções labiais (2,1 vezes mais do que palatinas). No estudo de Pooja Umaiyal M et al, 70,23% dos caninos estavam impactados palatalmente, com 13,74% impactados labialmente.[21]

Bandar Alyami et al observaram que os caninos impactados por via palatina eram mais comuns do que os impactados por via labial. Muhamad Abu-Hussein et al referiram que em 70% a 85% dos casos de impactação de caninos, o canino está localizado palatalmente.[19]

Mai Lin Lovgren et al afirmaram que em quase 20% dos pacientes com caninos superiores localizados palatalmente, o canino decíduo ainda estava presente no momento da cirurgia.[23]

O canino impactado na mandíbula é o menos frequente. De acordo com a posição do canino impactado, a impactação palatina do canino maxilar tem a maior prevalência de 50%, seguida do canino impactado maxilar posicionado bucalmente (33,3%) e 16,7% deles tinham impactação bucal do canino mandibular

(Figura 3).

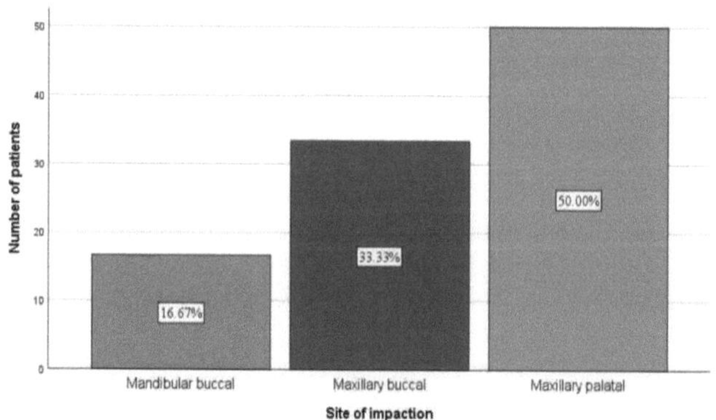

Figura 3: Gráfico de barras mostrando a distribuição de frequência do local de impactação do canino. O local mais prevalente de impactação de caninos é maxilar palatino (cor-de-rosa), seguido de impactação de caninos bucais maxilares (violeta) e depois bucais mandibulares (cinzento)

De acordo com vários estudos, a prevalência de caninos impactados é menor na mandíbula do que na maxila, em que a maioria da população tem impactação palatina do que labial. Os pacientes com idades compreendidas entre os 20 e os 30 anos apresentam um maior número de impactações de caninos, com maior predominância do sexo feminino.

ETIOLOGIA E TEORIAS DA IMPACTAÇÃO CANINA

Os factores etiológicos da impactação do canino superior são menos descritos na literatura profissional. Moyer escreve: "O canino superior segue um caminho de erupção mais difícil e tortuoso do que qualquer outro dente. Aos 3 anos de vida, ele está alto na maxila, com sua coroa direcionada mesialmente e um pouco lingualmente. Desloca-se em direção ao plano oclusal, verticalizando-se gradualmente até parecer atingir a face distal da raiz do incisivo lateral. Em seguida, parece ser desviado para uma posição mais vertical; no entanto, muitas vezes irrompe na cavidade oral com uma inclinação mesial acentuada". Descrevendo em geral os dentes impactados, Moyers observou: "Embora existam padrões hereditários que levam à impactação de dentes, a retenção de dentes decíduos é o fator etiológico mais comum para isso, lesões patológicas localizadas e encurtamento do comprimento da arcada são os outros fatores para isso. Este dente (a cúspide maxilar) pode estar simplesmente impactado, como acontece por vezes quando a cúspide primária não consegue reabsorver, ou pode estar impactado ectopicamente. "Bishara e colaboradores resumiram a teoria de Moyer, que descreve o fator responsável pela impactação. [35]

1. **Factores primários :**

   - Traumatismo do botão do dente decíduo

   - Taxa de reabsorção radicular de dentes decíduos

   - Disponibilidade de espaço no arco.

- Perturbações na sequência da erupção dentária.

- Rotação dos botões dentários.

- Encerramento prematuro da raiz.

- Erupção canina na área da fenda em pessoas com fenda palatina.

2. Causas secundárias :

- Pressão muscular anormal

- Doenças febris

- Distúrbios endócrinos

- Deficiência de vitamina D

Ranjit Manne et al. apresentaram outra abordagem em relação à etiologia da impacção. Segundo ele, acredita-se que a discrepância no comprimento da arcada seja um fator etiológico primário para caninos impactados labialmente. Foram propostos vários factores etiológicos para as impacções caninas: localizados, sistémicos e genéticos.[36]

A. Localizado

1) Anquilose do canino permanente

2) Quisto ou neoplasia

3) Dilacerações da raiz

4) Ausência do incisivo lateral maxilar

5) Variação do tamanho da raiz do incisivo lateral (incisivo lateral em forma de cavilha)

6) Discrepâncias entre o tamanho do dente e o comprimento da arcada

7) Falha na reabsorção da raiz primária do canino

8) Retenção prolongada ou perda precoce do canino primário

9) Variação no tempo de formação da raiz do incisivo lateral

10) Factores iatrogénicos

11) Factores idiopáticos

B. Sistémico

1) Deficiências endócrinas

2) Doenças febris

3) Irradiação

C. Genética

1) Hereditariedade

2) Germe dentário mal posicionado

3) Presença de uma fenda alveolar

A opinião de alguns investigadores conceituados é a favor de uma etiologia exclusivamente genética para a sua ocorrência, mas existem muitas e variadas razões para a impactação dos caninos superiores. [37]

As causas podem ser classificadas em 4 grupos distintos por Adrian Beckera e Stella Chaushub :

1 Obstrução local de tecidos duros,

2   Patologia local

3   Perturbação do desenvolvimento normal dos incisivos,

4   Factores hereditários ou genéticos.

OBSTRUÇÃO LOCAL

A avaliação clínica e radiográfica de uma série de casos de caninos impactados levou Lappin a observar que os caninos decíduos eram frequentemente sobre-retidos, muitas vezes com uma raiz longa e não reabsorvida (Fig. 1). Ele considerou que a não reabsorção do canino decíduo era a causa da anomalia.

Embora o mecanismo de reabsorção radicular de um dente decíduo seja desconhecido, sabe-se que ela ocorre quando o folículo pericoronário está próximo a um dente permanente não irrompido. Assim, é igualmente plausível argumentar o contrário: que a reabsorção não ocorreu devido à distância do dente permanente; portanto, a raiz não reabsorvida do canino decíduo não é a causa do deslocamento, mas sim o seu resultado. Por outro lado, a consideração de Lappin[38] pode ser justificada, uma vez que vários estudos têm demonstrado que a extração profiláctica dos caninos decíduos quando existe o potencial de impactação do canino permanente superior parece encorajar a erupção espontânea da maioria dos caninos permanentes deslocados.[39,41] A partir de trabalhos paralelos relacionados a incisivos impactados, sabemos que a patologia dos tecidos duros na área imediata pode causar o deslocamento de um dente em desenvolvimento.

As primeiras entidades que vêm à mente são o dente supranumerário e o odontoma.

Esses diagnósticos são altamente definitivos e apresentam um papel etiológico de fácil compreensão. Apesar de ser uma potente causa de impactação e de ser frequentemente observada em relação aos incisivos centrais impactados, os dentes supranumerários e os odontomas na região dos caninos são relativamente raros (Fig. 2).

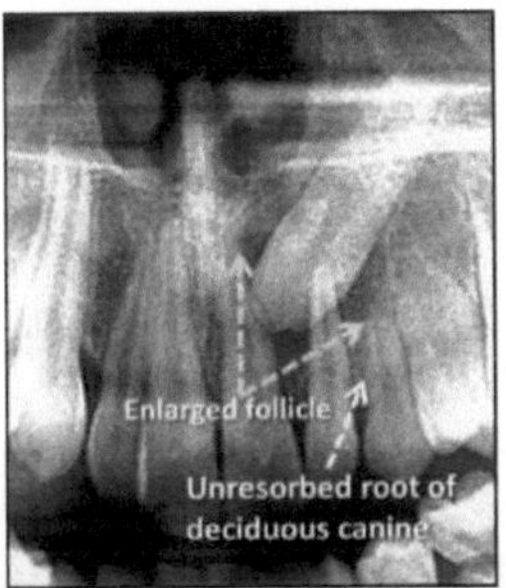

Fig. 1. Vista panorâmica de uma rapariga de 12 anos com um canino superior esquerdo impactado palatalmente. Existe um folículo dentário alargado em torno da sua coroa (setas amarelas) e o canino decíduo tem uma raiz longa não reabsorvida (setas brancas)

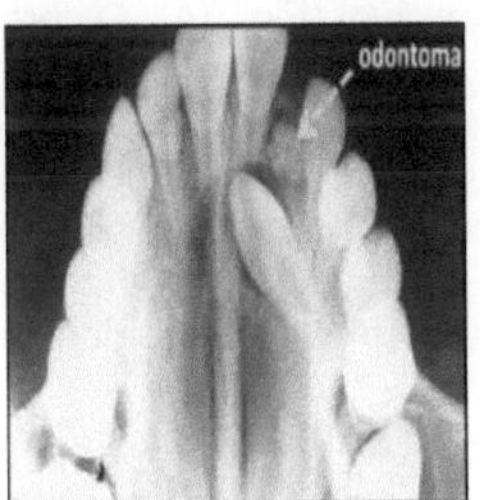

Fig. 2. Odontoma (seta) impedindo a erupção do canino. (Reproduzido

de Becker A. Orthodontic treatment of impacted teeth. 3ª ed., Oxford, Reino Unido. Oxford, Reino Unido: Wiley Blackwell; 2012.

Talvez um pouco mais surpreendente foi a constatação, num estudo recente, de que nos casos unilaterais de impactação do incisivo central, quer devido a obstrução por um dente supranumerário ou um odontoma, quer devido a dilacerações ou traumatismos recentes, existe uma elevada frequência de perturbação da erupção do canino do mesmo lado.[15]

Esta investigação mostrou um aumento significativo na prevalência e severidade dos caninos deslocados (41,3%), o deslocamento vestibular foi observado em 30,2%, o deslocamento palatino ocorreu em 9,5%, e a transposição canino-incisivo lateral em 1,6% dos pacientes. Metade dos caninos deslocados para vestibular no lado ipsilateral foram pseudo transpostos com o incisivo lateral adjacente.

Estes valores comparam-se com um total de 4,7% no lado contralateral.

Estas caraterísticas anormais podem ser explicadas pelo facto de o incisivo lateral inclinar-se mesialmente e invadir o espaço do incisivo central não irrompido num grau considerável (Fig. 3A). O corolário disso é que o ápice da raiz se inclina para distal e para uma posição em que interfere com o caminho de erupção do canino não irrompido. Na vizinhança imediata do canino, a sequência de erupção dos dentes determina que o incisivo lateral superior e o primeiro pré-molar precedem o canino em 3 anos e 1 ano, respetivamente. Enquanto o canino

Se o pré-molar estiver na sua posição eruptiva normal (isto é, ligeiramente vestibular em relação à linha da arcada dentária) e tiver espaço adequado, a sua trajetória de erupção permitir-lhe-á irromper sem obstáculos. No entanto, se o pré-molar tiver erupcionado com uma rotação mucobucal, então a sua raiz palatina será rodada diretamente para o caminho do canino (Fig. 4). Dessa forma, a orientação anormal ou a forma anormal da raiz do primeiro pré-molar adjacente (Fig. 5) pode ser o impedimento que causa a impactação do canino permanente superior, apesar de seu desenvolvimento e localização normais.

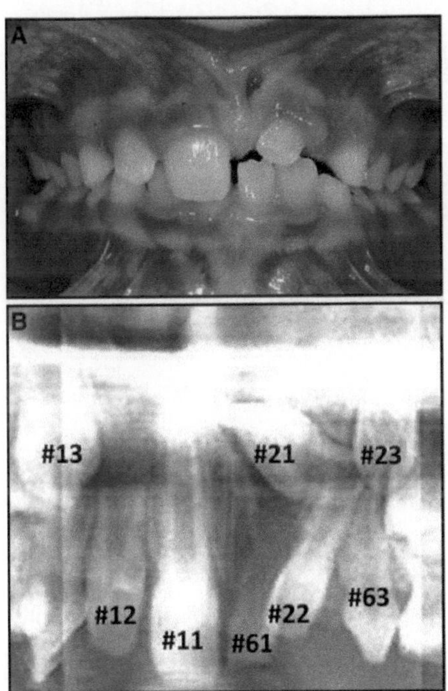

Fig. 3. A, Vista intra-oral de uma criança de 8 anos de idade com um incisivo central esquerdo não irrompido. O incisivo lateral adjacente

erupcionou e está fortemente inclinado para mesial, invadindo o espaço do dente em falta. B, Filme panorâmico tirado antes da extração do incisivo central decíduo (#61). O incisivo central permanente (#21) está dilacerado com a sua coroa na área da espinha nasal anterior. O longo eixo do incisivo lateral (#22) está fortemente inclinado, deslocando a extremidade da raiz para distal e para uma relação próxima com a coroa do canino (#23).

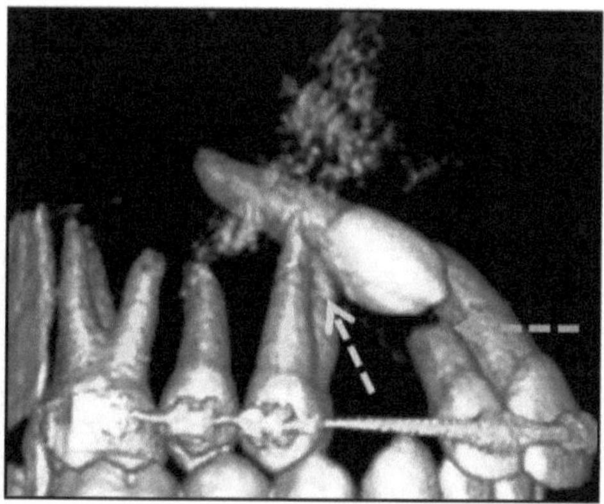

Fig. 4. Tomografia computorizada de feixe cónico tridimensional de um canino superior direito impactado mostra como a orientação da raiz palatina de um primeiro pré-molar pode causar a impactação do canino (seta amarela). Note-se a reabsorção da raiz do incisivo lateral (seta verde). (Reproduzido de Becker A. Orthodontic treatment of impacted teeth. 3a ed. Oxford, Reino Unido: Wiley Blackwell; 2012).[43]

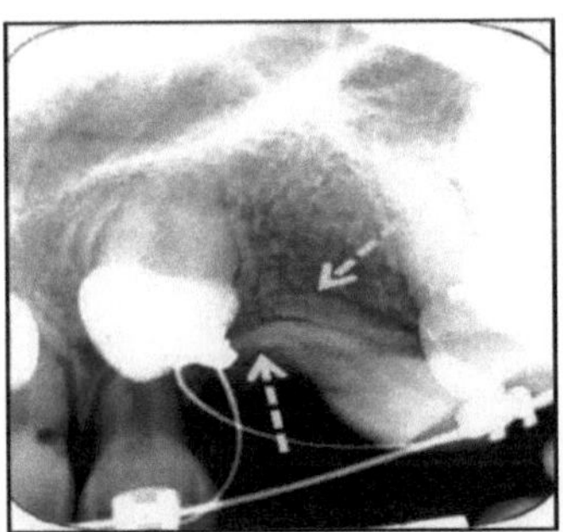

Fig. 5. Esta vista periapical de outro paciente foi tirada para verificar porque não havia progresso na tentativa de resolução da impacção do canino. Ambas as raízes do primeiro pré-molar podem ser vistas a rodar mesialmente no seu terço apical (setas) e encontram-se no caminho direto do canino impactado.

PATOLOGIA LOCAL

Os caninos decíduos com retenção excessiva geralmente não são vitais aos 12 anos de idade devido a cáries, trauma ou desgaste extremo. O granuloma periapical crónico resultante, por si só, é uma lesão inflamatória dos tecidos moles que terá um efeito potente na deflexão ou na paragem da erupção do canino permanente (Fig. 6)

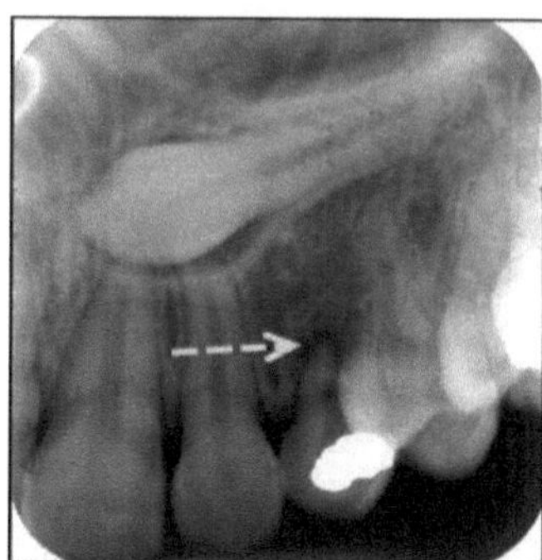

Fig. 6. Vista periapical de um canino palatino. O canino decíduo tem uma restauração distal, não é vital e pode ser visto como apresentando patologia periapical (seta).

A extração de um canino decíduo doente elimina normalmente e em simultâneo o granuloma, que é o fator de deslocação do dente permanente. As investigações sobre a eficácia das extracções profilácticas de caninos decíduos foram referidas acima.

Esses artigos não mencionam se os pacientes com caninos decíduos não vitais foram incluídos nas amostras do estudo. É lícito questionar quantos caninos decíduos dessas amostras de estudo eram não-vitais.

Uma elevada percentagem dos caninos permanentes erupcionou mais tarde espontaneamente, no que se alegou ser a sequência aparente da extração do antecessor decíduo. Há razões para argumentar que a sua erupção bem sucedida também pode ser atribuída à eliminação simultânea de uma lesão periapical. Em casos raros, um granuloma evolui para um quisto radicular, estimulando negativamente os restos de Malassez na área, e este balão em expansão, ocupando espaço, cheio de fluido, túrgido e revestido de epitélio deslocará os dentes adjacentes não irrompidos. É mais provável, no entanto, que um granuloma de longa duração no ápice de um canino decíduo possa induzir uma alteração cística no saco folicular do canino permanente adjacente não irrompido, que começa como um aumento benigno do saco que circunda o canino permanente e aumenta até se tornar um cisto dentígero. A pressão hidrostática no cisto supera a força inata de erupção do dente, interrompendo seu progresso para baixo e até mesmo fazendo com que o dente "volte para trás" em casos mais avançados. O quisto pode continuar a aumentar, iniciando a reabsorção por pressão do osso adjacente, até que o revestimento do quisto entre em contacto com as raízes dos dentes adjacentes, que serão deslocadas para uma área adjacente de osso potencialmente reabsorvível.

Um dos métodos de tratamento de um quisto dentígero envolve a sua abertura para o exterior - marsupialização - permitindo a drenagem e desactivando eficazmente o fator de deslocação. A área anteriormente ocupada pelo quisto permanece revestida por epitélio cístico/folicular.

Quando a pressão hidrostática aumentada é libertada, o osso começa novamente a ser preenchido por detrás deste revestimento epitelial, que sofre metaplasia à medida que os seus bordos de corte cicatrizados se tornam contíguos ao epitélio oral. A cavidade residual do quisto encolhe lentamente e os dentes que anteriormente se encontravam na parede do quisto começam a migrar com o retorno do osso para posições mais acessíveis.

Desta forma, a extração profiláctica de um canino decíduo para resolver uma potencial impactação do canino palatino pode ser bem sucedida na produção de erupção espontânea, como resultado da rutura e evacuação simultânea e inadvertida de um saco folicular associado e alargado ou de um quisto dentígero precoce (Fig. 7). Este facto também foi belamente ilustrado em vários relatos de casos. ,[4344],[45]

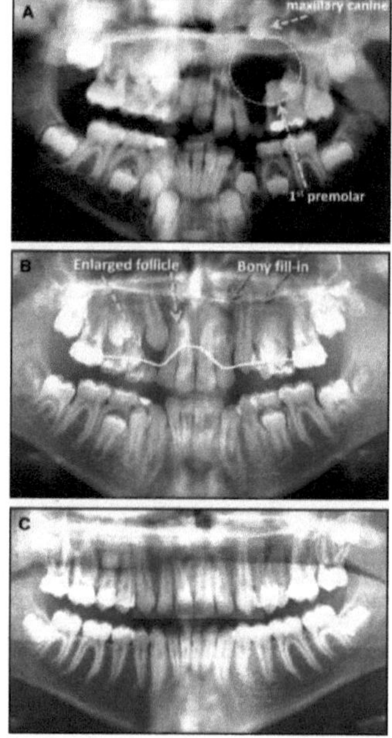

Fig. 7. A, setembro de 2008. Um grande quisto ocupa grande parte do lado esquerdo do maxilar (aproximadamente demarcado pelo anel

amarelo). A raiz do incisivo lateral foi inclinada mesialmente em contacto com a raiz do incisivo central. O primeiro pré-molar encontra-se horizontalmente no assoalho do cisto, e o canino foi empurrado para cima e inclinado quase horizontalmente. Este parece ser um quisto radicular resultante do primeiro molar decíduo não vital. (Reproduzido de Becker A. Orthodontic treatment of impacted teeth. 3rd ed. Oxford, Reino Unido: Wiley Blackwell; 2012).[43]

B, dezembro de 2010. Após a marsupialização do cisto, o canino progrediu rapidamente com excelente preenchimento do osso alveolar atrás dele para eliminar a antiga cavidade do cisto (setas laranja). O pré-molar está verticalizado. Note-se o grande quisto eruptivo que engloba a coroa do canino superior direito (setas amarelas). Um mantenedor de espaço na arcada palatina foi colocado imediatamente após a cirurgia.

Os traumatismos na face podem causar laceração dos tecidos moles dos lábios e da bochecha, e a sua força pode ser transmitida à maxila, provocando o deslocamento do canino não irrompido ou dilacerações da sua raiz em desenvolvimento, particularmente em crianças mais novas. Na sequência de incidentes deste tipo, o dente pode tornar-se impactado.[46]

É evidente que as obstruções anatómicas locais e as entidades patológicas dos tecidos duros e moles podem causar desvios na trajetória normal de erupção do canino. Quando estes factores etiológicos são eliminados, existe um grau de correção autónoma na trajetória de erupção que pode levar à erupção espontânea do canino.

PERTURBAÇÃO DO DESENVOLVIMENTO NORMAL

Como ponto de partida para a compreensão do desenvolvimento anormal que gera a ectopia dos caninos, é fundamental entender, primeiramente, como ocorre o desenvolvimento normal e como, nesse cenário, o canino manobra seu caminho em relação às raízes dos dentes adjacentes. Ao fazer isso, ele influencia o alinhamento dos dentes adjacentes e, ao mesmo tempo, sua própria erupção e alinhamento são influenciados por eles, até sua erupção na boca e sua posição final.

O mecanismo da erupção normal e do alinhamento normal dos dentes anteriores superiores foi descrito pela primeira vez por Broadbent[47] há mais de 70 anos.

Ele descreveu como a erupção dos 2 incisivos centrais produz um arranjo inicial temporário que é bastante diferente do alinhamento final apenas 4 ou 5 anos mais tarde. Chamou a este arranjo temporário a fase do "patinho feio". Ele descreveu a orientação dos 2 incisivos centrais superiores recém-erupcionados e o amplo espaço intercoronal inicial entre eles - o diastema da linha média - e como esse espaço se fecha espontaneamente na plenitude do tempo com a erupção dos caninos. No início, ele considerou que o diastema era causado pela localização precoce do desenvolvimento dos incisivos laterais não irrompidos,

no alto do lado distal das raízes dos incisivos centrais. Com um incisivo lateral de cada lado na área apical estreita, as raízes dos incisivos centrais são empurradas juntas para causar o alargamento distal das suas coroas. Uma hipotética extensão dirigida apicalmente dos seus longos eixos converge algures acima dos seus ápices em desenvolvimento.

Nos meses seguintes de desenvolvimento normal, os incisivos laterais migram para baixo no aspeto distal dos incisivos centrais, abandonando o seu efeito de constrição nos ápices dos incisivos centrais. À medida que descem para além da junção cemento-esmalte, acabam por irromper, distalmente alargados, em contacto interproximal com as coroas dos incisivos centrais.

O resultado disso é a inversão da sua relação com os incisivos. As coroas dos incisivos centrais são influenciadas a inclinar-se mesialmente, reduzindo o amplo diastema e verticalizando parcialmente os eixos longos desses dentes.

Aos 8 anos de idade, os caninos não irrompidos que se desenvolvem normalmente podem ser vistos numa radiografia periapical como estando angulados mesialmente, no alto do lado distal do terço apical das raízes dos incisivos laterais, praticamente na mesma relação que existia entre os incisivos laterais e centrais cerca de um ano antes.

Os caninos constringem os 4 ápices dos incisivos em desenvolvimento num pequeno espaço, e os seus longos eixos coronário-radiculares convergem para um ponto virtual bem acima dos seus ápices (Fig. 8A).

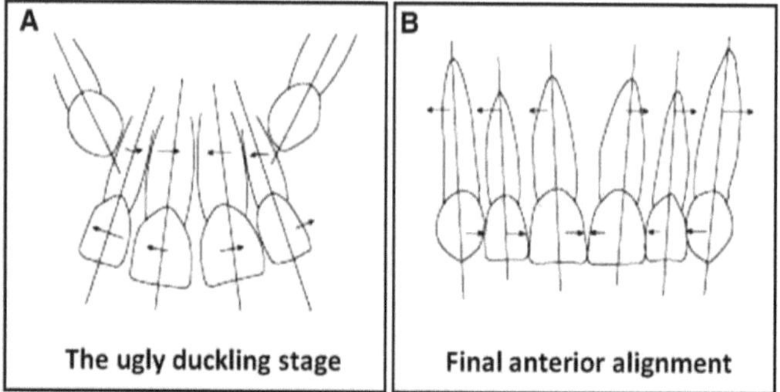

Fig. 8. A, Representação diagramática das relações entre os incisivos superiores, e entre eles e os caninos não irrompidos no desenvolvimento normal num paciente de 9 a 10 anos de idade. Os caninos restringiram as raízes numa área apical estreita, causando um alargamento lateral das coroas dos incisivos.

B, Representação diagramática do alinhamento final e reorientação do longo eixo após a erupção dos caninos. (Reproduzido de Becker A. The orthodontic treatment of impacted teeth. 2nd ed. Abingdon, Reino Unido: Informa Healthcare Publishers; 2007. Reproduzido com permissão)

Durante os 2 a 3 anos seguintes, os movimentos eruptivos descendentes dos caninos são guiados ao longo do aspeto distal das raízes dos incisivos laterais; à medida que se movem para baixo, eles liberam seu "estrangulamento" sobre os ápices dos incisivos e geram uma verticalização mesial progressiva de todas as 4 coroas dos incisivos à medida que avançam. O resultado é o fechamento do que resta do diastema da linha média e uma cadeia integral de contactos interproximais entre as coroas dos 6 dentes anteriores (Fig. 8, B).

Essa descrição da dinâmica natural da erupção e alinhamento dos dentes anteriores superiores, descrita por Broadbent[47] há muito tempo, tornou-se uma pedra angular bem reconhecida e estabelecida da nossa literatura ortodôntica e tem resistido ao teste do tempo. Ela é amplamente citada na literatura e é aceita como axiomática para a narrativa do crescimento e desenvolvimento normais. Essa é a teoria de orientação da erupção dos dentes anteriores superiores. A partir dessa descrição, fica claro que muita coisa pode dar errado nesse complexo esquema de eventos e ter um efeito no caminho de erupção dos caninos. De facto, Broadbent[47] especulou que, devido ao longo caminho de erupção percorrido

O que se pode dizer é que, se o canino maxilar se deslocasse de perto do assoalho da órbita para o seu destino final - uma distância de 22 mm -, a probabilidade de se desviar do curso era maior. É evidente que é necessária uma discrepância relativamente pequena na direção ou no grau de influência de um fator para que este esquema frágil não funcione corretamente. Na sua opinião, é por esta razão que o canino se desloca ocasionalmente para o palato.

Há cerca de 50 anos, Miller[48] e Bass[49] observaram, independentemente, que a prevalência de deslocamento palatino era maior quando os incisivos laterais estavam congenitamente ausentes. Eles concluíram que a ausência do incisivo lateral impedia a orientação do canino, permitindo que ele migrasse para palatino. Estas conclusões basearam-se em impressões clínicas resultantes da observação de vários pacientes na clínica e não de um estudo disciplinado de uma grande amostra de pacientes afectados versus um grupo de controlo aleatório adequado.

Num estudo realizado pelo nosso grupo em Jerusalém numa grande amostra de indivíduos com caninos palatinos, encontrámos incisivos laterais normais em apenas metade dos pacientes, enquanto a outra metade tinha incisivos laterais ausentes, em forma de pino ou pequenos.

Posteriormente, iniciámos um estudo dos pais e irmãos dos nossos pacientes com caninos palatinos e encontrámos uma incidência excecionalmente elevada de anomalias hereditárias dos incisivos laterais.[50] Também encontrámos uma elevada incidência de deslocação do canino palatino.[51]

Esses resultados foram confirmados em muitos estudos posteriores em outros países.[52] Com uma associação tão convincente, a conclusão óbvia, fácil e simplista é que a impactação palatina do canino é também geneticamente determinada e ligada a incisivos laterais anómalos ou ausentes - uma visão que é defendida pelos autores da maioria destes estudos.

A TEORIA DA ORIENTAÇÃO DA IMPACTAÇÃO CANINA

No entanto, é possível ver estes fenómenos associados de uma perspetiva diferente. Os incisivos laterais superiores erupcionam normalmente entre os 7½ e os 8 anos de idade, quando o desenvolvimento das suas raízes está entre dois terços e três quartos completo. No entanto, estes dentes são notoriamente variáveis no seu desenvolvimento e são dos mais susceptíveis de estarem congenitamente ausentes da dentição. ,[53,54] Os incisivos laterais maxilares são também dos mais frequentes com uma forma deficiente, com coroas pequenas e em forma de cavilha, tendo sido confirmados como representando uma microforma ou um grau de menor gravidade de agenesia.[55],[56] Nestas circunstâncias, o seu desenvolvimento é muitas vezes 3 ou 4 anos mais tardio do que o dos incisivos laterais normais. Assim, uma criança de 10 anos de idade pode ter um incisivo lateral não irrompido; a partir da radiografia, será determinado que sua coroa é em forma de pino, e tipicamente há apenas um terço ou menos do desenvolvimento radicular esperado e um ápice aberto (Fig. 9).

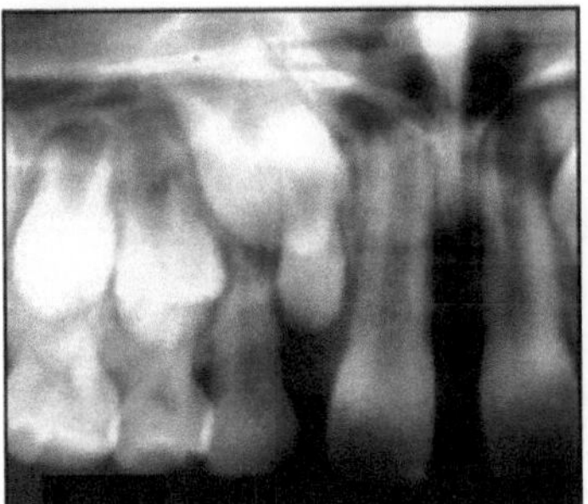

Fig. 9. Secção anterior de uma vista panorâmica de um menino de 10 anos de idade com desenvolvimento dentário atrasado, de acordo

com a idade de 8 anos em geral. A coroa do incisivo lateral não irrompido é reduzida em tamanho e ligeiramente em forma de pino, enquanto a sua raiz em desenvolvimento tem um comprimento normalmente visto na idade de 4 a 5 anos.

Essas caraterísticas são bem reconhecidas como traços geneticamente determinados.[53] [54] Se nos referirmos agora à descrição acima do desenvolvimento normal dos dentes anteriores, lembramo-nos de que, na idade de 9 a 10 anos, o canino não irrompido é normalmente encontrado no aspeto distal da raiz do incisivo lateral. Em contraste com os incisivos laterais superiores, os caninos superiores são dentes ontogenicamente estáveis em termos de forma, tamanho e tempo de desenvolvimento. Se o incisivo lateral estiver ausente ou se desenvolver tardiamente, tiver forma de cavilha ou for pequeno, com apenas o primeiro grau de desenvolvimento radicular, é evidente que o canino não encontrará a orientação que lhe permita descer ao longo do seu trajeto normal de erupção (Fig. 10).

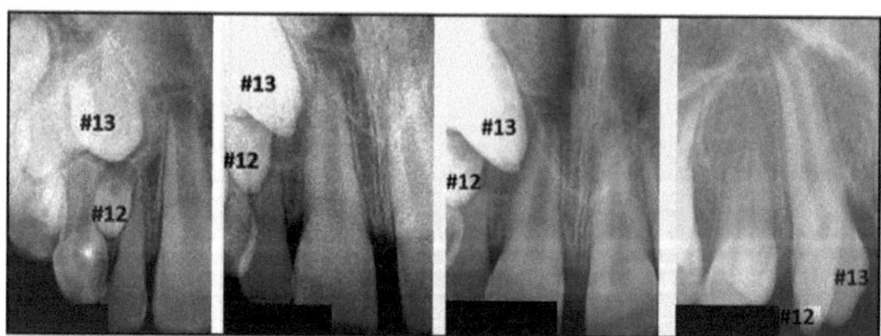

Fig. 10. Radiografias periapicais de uma rapariga não tratada, tiradas entre os 8 e os 15 anos de idade. O incisivo lateral (#12) tem forma de cavilha e desenvolvimento extremamente tardio. Não fornece

nenhuma orientação para o canino (#13), que se move progressivamente para o aspeto mesial, passando o incisivo lateral, para finalmente erupcionar palatalmente e mesialmente a ele.

Assim, o dente pode descer num trajeto mais palatino para a crista alveolar convergente para baixo, em forma de V, até se aproximar do periósteo do aspeto medial do processo alveolar. Este processo actua como um guia secundário, encorajando o canino a descer mais no ano ou dois seguintes; se o incisivo lateral estiver ausente, o canino pode erupcionar autonomamente na linha da arcada por volta dos 11 a 12 anos de idade (Fig. 11).

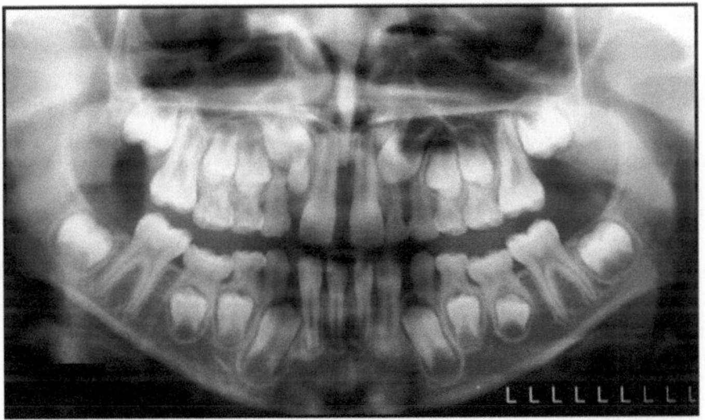

Fig. 11. Vista panorâmica completa da Figura 9 e mostra a ausência congénita do incisivo lateral esquerdo. O canino esquerdo parece estar a migrar mesialmente para uma posição onde poderia causar reabsorção da raiz do incisivo lateral decíduo e, provavelmente, do

canino.

No entanto, na presença de um incisivo lateral anómalo de desenvolvimento tardio e já irrompido, este mecanismo de auto-correção não está disponível, e o incisivo assume então o papel de uma obstrução que impacta o canino no seu lado palatino.

Esta descrição é a essência do que tem sido chamado de teoria de orientação da impactação canina. As suas chaves salientes são as seguintes.

1. O ambiente imediato que rodeia o canino não irrompido é regido por factores geneticamente controlados (desenvolvimento tardio de pequenos incisivos laterais e em forma de cavilha ou por incisivos congenitamente ausentes).[53],[54]

2. A direção e o progresso da erupção dos caninos são fortemente influenciados por factores ambientais. Isto é particularmente relevante quando existe uma falta de coordenação cronológica entre a idade de erupção do canino e o desenvolvimento do dente e o seu trajeto de orientação.

A TEORIA GENÉTICA DA IMPACTAÇÃO CANINA

O lado direito de qualquer doente é geneticamente idêntico ao lado esquerdo; assim, qualquer condição genética de um lado também afectará o outro. Não é possível encontrar um doente com fibrose cística ou síndrome de Marfan ou displasia cleidocraniana que afecte apenas um lado do corpo.

Em várias doenças hereditárias, o grau de penetrância pode afetar mais um dos lados, resultando em diferentes graus de expressão das caraterísticas dessa doença. A displasia cleidocraniana é uma doença hereditária autossómica dominante, pela qual o gene RUNX2 é especificamente responsável.

Um paciente afetado pode apresentar variações na expressão genética e ter mais dentes supranumerários de um lado do que do outro, mas os lados esquerdo e direito estão indubitavelmente afectados. Como mencionado acima, incisivos laterais ausentes, pequenos e em forma de pino são 3 variedades de expressão de 1 fator genético.

Por isso, é frequente ver um incisivo lateral pequeno ou em forma de cavilha num dos lados da boca e um antímero em falta. Na genética, o bilateralismo é a regra e não a exceção. Por conseguinte, se a impactação dos caninos estivesse sob controlo hereditário, seria razoável esperar uma impactação bilateral dos caninos na maioria dos doentes, com uma pequena percentagem de doentes a apresentar variações na expressão genética e graus menores de impactação de um lado do que do outro. A partir das informações epidemiológicas obtidas nos diversos estudos da literatura ortodôntica, os achados indicam uma preponderância de 60% a 75% de impacção unilateral dos caninos.[57,58]

Se assumirmos que a impactação canina é genética, então é lógico esperar encontrar gémeos monozigóticos (idênticos) com mais caninos impactados do que gémeos dizigóticos (fraternos). O resultado de um estudo que testou essa hipótese refutou essa suposição; os autores encontraram graus semelhantes de concordância para caninos ectópicos em ambos os grupos, sugerindo uma etiologia não genética.[59]

Em estudos anteriores, verificou-se que os incisivos pequenos e em forma de cavilha pareciam ser mais frequentes em associação com um canino deslocado do que com uma ausência congénita. [4,24] Para confirmar este facto, foi realizado um estudo com uma população altamente

grupo selecionado de doentes, cada um dos quais apresentava :-

(1) Impactação unilateral não especificada do canino maxilar,

(2) Ausência congénita unilateral não especificada do incisivo lateral maxilar,

(3) Um incisivo lateral anómalo (pequeno ou em forma de cavilha) do outro lado.

O objetivo era verificar se o lado com a ausência congénita do incisivo ou o lado com o incisivo lateral anómalo tinha uma maior afinidade para estar associado ao canino impactado. Os resultados anteriores mostraram que a esmagadora maioria das impactações de caninos estava associada ao incisivo lateral anómalo: 7 vezes mais do que no lado da ausência congénita.[60]

Se o comportamento dos caninos é verdadeiramente governado pela genética, seria de esperar que a caraterística genética mais forte (ausência congénita) estivesse associada a uma maior frequência de impactação canina. No entanto, a impactação canina demonstrou ser mais frequente com o padrão genético mais fraco - incisivos anómalos que representam uma forma micro (expressão menos severa, fraca ou parcial, ou penetrância incompleta) - da ausência total.[56],[55]

Esta constatação parece contradizer a teoria genética.

O COMPORTAMENTO ERUPTIVO CANINO MUDA COM A ALTERAÇÃO PROACTIVA DO AMBIENTE

Uma anomalia geneticamente determinada do incisivo lateral cria uma alteração no ambiente local que encoraja uma trajetória de erupção descontrolada e desviada do canino. Muitos estudos investigaram a eficácia de várias modalidades indirectas destinadas a influenciar um redireccionamento corretivo.

Estas condições incluem: - , [436164]

(1) Extração dos caninos decíduos (fig. 12)

(2) Extração dos caninos e primeiros molares decíduos

(3) Aumentar o espaço na arcada na área imediata com tratamento ortodôntico de rotina

(4) Extração dos caninos decíduos com ou sem utilização de arnês cervical

(5) Expansão rápida da maxila

(6) Extração dos primeiros pré-molares num procedimento de extração em série, com toda a justificação para aliviar o apinhamento anterior, encorajando a

Caninos que adoptam uma trajetória de erupção mais distal; e

(7) Extração de um incisivo lateral em forma de cavilha, também para aumentar as hipóteses de erupção espontânea de um canino impactado adjacente

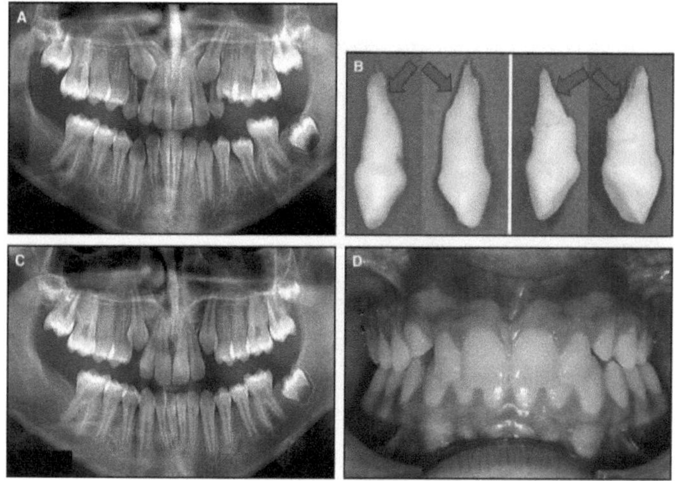

Fig. 12. A, Vista panorâmica da dentição de um rapaz de 11 anos, mostrando caninos superiores não irrompidos, angulados mesialmente, com folículos aumentados. Ambos os caninos estão ligeiramente deslocados para palatino (confirmado com vistas suplementares). Note-se os caninos decíduos sobre-retidos e com

raízes longas, a ausência congénita do segundo molar inferior direito e o desenvolvimento tardio do segundo molar inferior esquerdo.

B, os dentes decíduos extraídos, vistos pelas faces mesial e distal, mostram reabsorção oblíqua das raízes em suas faces palatinas (setas), indicando a localização dos caninos permanentes. C, Uma vista panorâmica realizada 1 ano após a extração dos caninos decíduos mostra uma alteração favorável na orientação dos caninos, cuja erupção normal parece estar iminente. D, A vista clínica anterior da dentição mostra a migração para vestibular dos caninos permanentes em erupção. Isto ilustra a correção secundária espontânea dos caninos anteriormente palatinos.

Há ampla evidência de que uma mudança espontânea na trajetória de erupção do canino ocorre devido a uma alteração das condições ambientais. A teoria da orientação e a teoria genética compartilham a crença de que certas caraterísticas genéticas ocorrem em associação com a causa do deslocamento palatino do canino superior. Estas incluem incisivos laterais pequenos, em forma de pino e ausentes, dentições espaçadas e dentições de desenvolvimento tardio. A questão central sobre a qual as duas teorias divergem é a seguinte. De acordo com a teoria genética, o deslocamento palatal do canino é apenas mais uma caraterística genética associada.

De acordo com a teoria da orientação da impactação canina, estes factores criam um ambiente geneticamente determinado no qual o canino em desenvolvimento é privado da sua orientação, influenciando-o assim a adotar uma trajetória de erupção anormal. Com base nas evidências citadas acima, parece claro que a determinação da trajetória de erupção do canino palatino não está, em grande parte, sob controlo genético.

IMPACTAÇÃO CANINA QUE É EXCLUSIVAMENTE GENÉTICA

Não obstante o argumento anterior, existem formas específicas de impactação canina que são exclusivamente hereditárias.[65]

No desenvolvimento dentofacial normal, os dentes estão dispostos em sequência ao longo da arcada dentária - incisivos, caninos, pré-molares e molares - cada um no seu lugar, porque cada um se originou de um ponto específico da lâmina dentária embrionária, nessa ordem.

Para a grande maioria dos caninos superiores impactados, a raiz é longa e seu ápice está corretamente localizado na linha mesiodistal da arcada dentária e em sua localização vestibulolingual apropriada, bem acima dos ápices das raízes dos dentes adjacentes. Uma orientação anormal do longo eixo desses caninos, portanto, terá deslocado a coroa para uma localização anormal. Mas o ápice da raiz do canino indica a localização original do germe dentário; como acontece com outros dentes, o deslocamento apical é excecional. Tal deslocação, quando ocorre, é ditada por factores genéticos e é largamente observada bilateralmente, porque o lado esquerdo do paciente é geneticamente idêntico ao direito. Há, sem dúvida, espaço para variações de expressão, mas isso geralmente assume a forma de pequenas diferenças direita-esquerda na orientação dos eixos longos dos dentes, causadas por fatores locais, mas a localização do ápice é mais provável de ser semelhante em cada lado.

Haverá um grau relativamente alto de ocorrência bilateral de caninos cujos ápices radiculares estão deslocados distal ou palatalmente para os pré-molares (Fig. 13). Da mesma forma, a transposição do canino com o pré-molar também se deve ao deslocamento do ápice.

Essas situações nada têm a ver com orientação e não podem ser tratadas satisfatoriamente por extração dos caninos decíduos ou outras modalidades interceptativas, na medida em que apresentam o que se convencionou chamar de "deslocamento primário do botão dentário". A etiologia desses dentes com ápices radiculares deslocados é exclusivamente hereditária.[39]

A localização do ápice é a chave diagnóstica para distingui-lo, e isso requer imagens sofisticadas, melhor fornecidas pela tomografia computadorizada de feixe cônico.

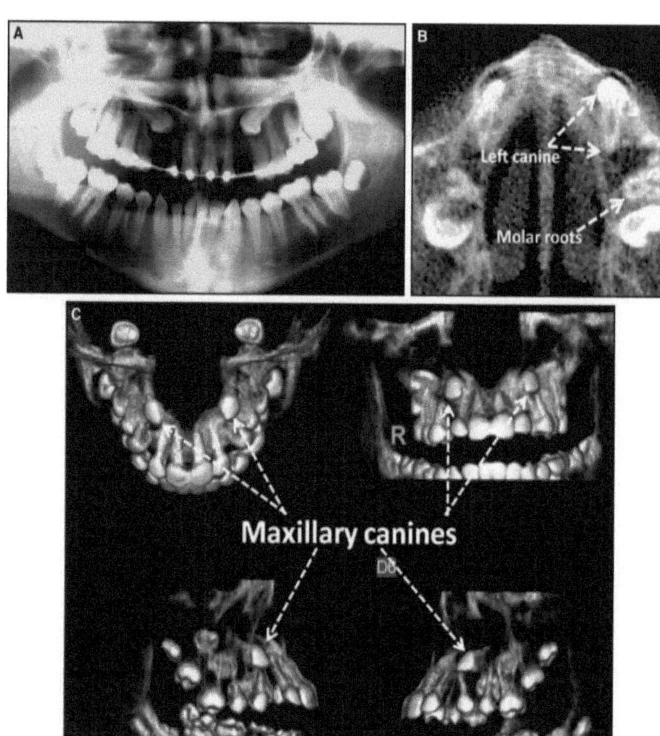

Fig. 13. A, Vista panorâmica tirada após a criação de espaço na arcada para os caninos superiores impactados bilateralmente. Note-se a localização ectópica dos seus ápices na região do primeiro e segundo molares. Há uma óbvia orientação anormal dos eixos longos desses dentes. B, O corte axial (horizontal) da imagem da tomografia computadorizada de feixe cônico mostra os ápices dos caninos deslocados posterior e medialmente de suas localizações normais e os dentes orientados horizontalmente com eixos longos direcionados para vestibular. C, as imagens de reconstrução tridimensional vistas

da parte anterior, direita, esquerda e superior confirmam a localização dos ápices radiculares e a orientação dos dentes no espaço (setas).

Há vinte anos, Kokich e Mathews declararam que a etiologia dos caninos superiores impactados é desconhecida. Na medida em que não existe uma causa única e exclusiva, eles estavam corretos. [66] Mas isso não significa que nada se saiba sobre os agentes etiologicamente associados à sua ocorrência. Pelo contrário, a comunidade científica está manifestamente confusa com a riqueza de informação sobre a etiologia dos caninos impactados. O único problema é a sua interpretação.

CLASSIFICAÇÃO DO CANINO AFECTADO

Os objectivos de qualquer esquema de classificação são simplificar a comunicação científica entre os clínicos, fornecer informações sobre a dificuldade cirúrgica e possíveis complicações e manter um registo adequado que possa ser utilizado para fins de auditoria e investigação.[67],[68]

Foram propostos muitos esquemas de classificação dos canídeos afectados. O mais popular é a classificação de Archer do canino afetado. É simples e fácil de compreender.[69]

Classificação de Archer

Classe I

Canino com impacto palatino

a) Horizontal

b) Vertical

c) Semi-vertical

Classe II

Canino com impacto bucal

a) Horizontal

b) Vertical

c) Semi-vertical

Classe III

Canino impactado localizado nas superfícies palatina e labial.

Classe IV

Canino impactado localizado no processo alveolar.

Classe V

Canino impactado localizado em maxila edêntula.

Classe VI

Canino impactado em posição aberrante.

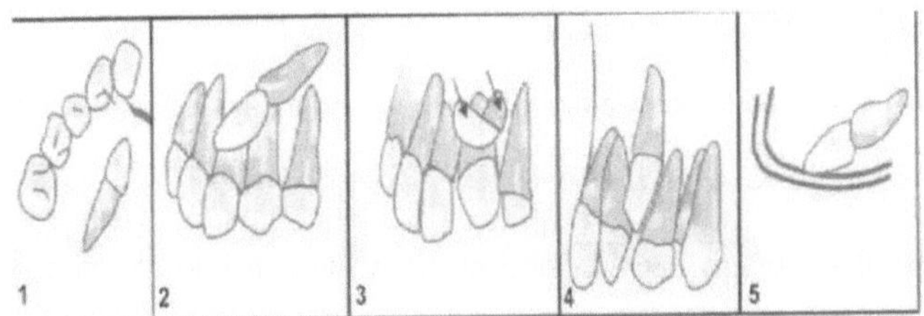

A classificação do canino impactado de Archer não menciona as angulações do canino impactado nem a sua relação com as estruturas vitais.

No estudo de Gaku Yamamoto, et al, a impacção dos caninos e segundos pré-molares foi classificada de acordo com o ângulo entre o eixo do dente e o plano oclusal, determinado por ortopantomografias.

O ângulo entre o eixo do dente e o plano oclusal foi estimado através de ortopantomografias, e os caninos impactados foram classificados de acordo com esse ângulo estimado.[70]

Os caninos afectados foram classificados da seguinte forma, de acordo com a mesma,

• **Tipo I -** caninos impactados verticalmente, com o eixo do dente quase perpendicular ao plano oclusal, e localizados entre o incisivo lateral e o primeiro pré-molar. Um dente situado em estreita relação com o incisivo lateral também está incluído nesta classificação. Nestes casos, a raiz do incisivo lateral pode ser reabsorvida e o espaço para a erupção pode não estar assegurado, impedindo assim a erupção no futuro

• **Tipo II -** Caninos impactados inclinados mesialmente contra o plano oclusal.

• **Tipo III -** Caninos impactados inclinados para distal contra o plano oclusal.

• **Tipo IV -** Caninos impactados horizontalmente com a coroa direcionada mesialmente.

• **Tipo V -** Caninos impactados horizontalmente com a coroa direcionada para distal.

• **Tipo VI -** caninos com impacto inverso.

• **Tipo VII -** Impactação lábio-lingual (palatina) e impactação ectópica.

Caninos impactados transpostos na arcada resultando numa ordem diferente dos dentes.

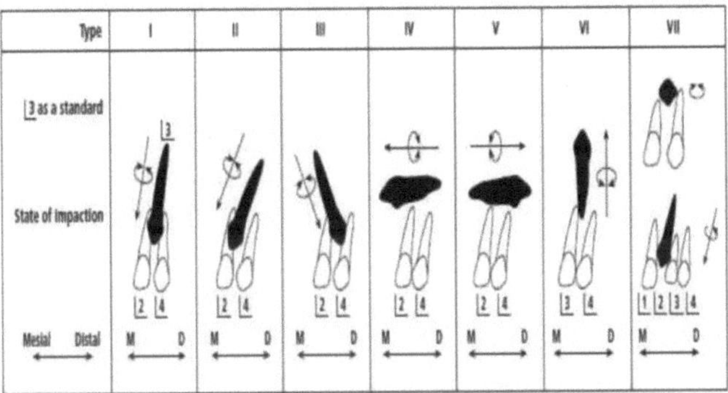

Fig 2:- **De acordo com a classificação de Yamamoto et al dos caninos afectados**

Desses 7 tipos, o tipo I foi associado ao maior número de dentes neste estudo (28 dentes, 40,4%). O número de dentes nas outras categorias foi o seguinte: tipo II (24 dentes, 34,3%), tipo IV (8 dentes, 11,5%), tipo VI (5 dentes, 7,1%), tipo VII (3 dentes, 4,3%), e tipos III e V (1 dente cada, 1,4%).

O posicionamento profundo do germe do canino também contribui para a impactação dos caninos. A impactação de dentes que se movem apenas uma pequena distância antes da erupção é menos comum, como ilustrado pelo primeiro molar, cujo germe é formado mais próximo de todos os dentes do plano oclusal, e que raramente é impactado.[71] Por outro lado, o germe do canino é formado profundamente no osso maxilar e tem a maior distância de todos os dentes em relação ao plano oclusal. Acredita-se que

47

mesmo um pequeno deslocamento do germe ou uma rotação que cause variação do padrão normal de erupção resultará em vários tipos de impactação, como mostra a Figura 3.

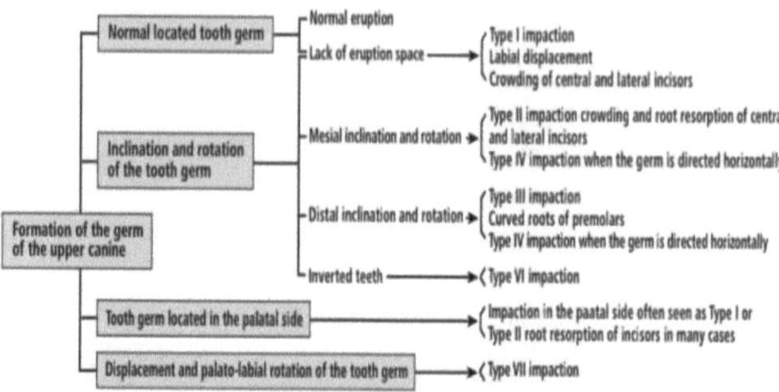

Fig 3:- **Relação entre a localização do germe do canino superior e o estado de impactação.**

Outras classificações recentes consideraram muitas variáveis importantes, mas são complicadas. O esquema de classificação proposto baseou-se na mesma ideia empregue para a classificação de tumores (sistema TNM), bem como no sistema utilizado pelos obstetras para descrever a gravidade, a paridade e o aborto (GPA). A abreviatura SPAN foi utilizada como sistema de classificação.[71]

S significa tamanho, que indica a relação entre o diâmetro mesiodistal do dente impactado e o seu espaço normal.

51 -- Indica que o diâmetro mesiodistal do dente impactado é menor ou igual ao seu espaço normal.

52 -- Indica que o diâmetro mesiodistal do dente impactado é maior do que o seu espaço normal.

53 -- Indica que o espaço normal está quase fechado.

P indica a relação do ponto oclusal do dente impactado com a coroa do dente mesial ou do dente distal se o dente mesial estiver ausente.

P1 -- Indica que o ponto mais oclusal do dente impactado está no plano oclusal do dente mesial ou do dente distal se o dente mesial estiver ausente.

P2 -- Indica que o ponto mais oclusal do dente impactado está entre o plano oclusal e a junção cemento-esmalte (JCE) do dente mesial ou do dente distal se o dente mesial estiver ausente.

P3 -- indica que o ponto mais oclusal do dente impactado é apical à JCE do dente mesial ou do dente distal se o dente mesial estiver ausente.

A significa angulações, que indicam a relação do longo eixo do dente impactado com o do dente mesial adjacente ou com o dente distal se o dente mesial estiver ausente.

A1-- Indica uma angulação vertical.

A2-- Indica uma angulação mesioangular dos dentes inferiores e uma angulação distoangular dos dentes superiores.

A3-- Indica uma angulação bucolingual

A4-- Indica uma angulação horizontal,

A5-- Indica uma angulação distoangular dos dentes inferiores e uma angulação mesioangular dos dentes superiores.

A6-- Indica uma angulação invertida.

A7-- Indica uma angulação aberrante.

N representa a proximidade de estruturas vitais.

N1 -- indica que a parte mais apical do dente impactado está a 2 mm ou mais das estruturas vitais adjacentes.

N2 -- indica que a parte mais apical do dente impactado está a menos de 2 mm das estruturas vitais adjacentes.

N3 - indica que a parte mais apical do dente impactado está apenas a penetrar no limite das estruturas vitais adjacentes.

N4 - indica que a parte mais apical do dente impactado atravessa o limite das estruturas vitais adjacentes.

A estrutura vital na zona posterior superior é o seio maxilar, enquanto na zona posterior inferior é o nervo alveolar inferior (NIA) e na zona anterior superior é a cavidade nasal.

Nesta área, é acrescentada a letra D para a proximidade do nervo nasopalatino (NPN), pelo que a abreviatura passa a ser SPAND

Onde ,

D1 indica que o dente impactado está afastado do canal e

D2 indica que o dente impactado toca o canal.

Não existiam estruturas vitais na zona anterior inferior,

pelo que N é N0.

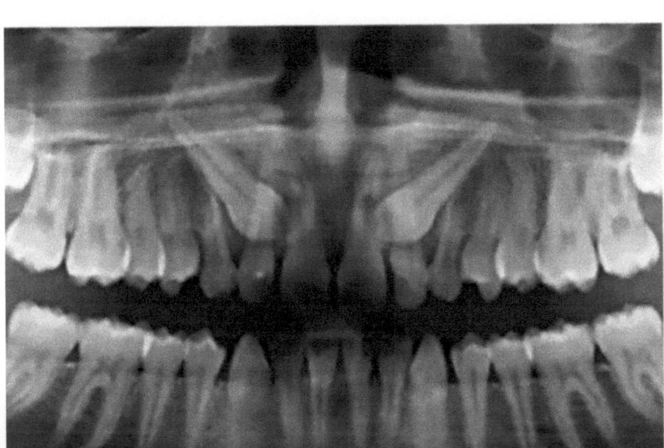

Fig 4 :- **SPAND23511 3. O diâmetro mesio-distal do canino superior esquerdo impactado é maior do que o seu espaço normal, o ponto mais oclusal deste dente é apical à JCE, o longo eixo é mesioangular em relação aos dentes adjacentes, o ponto mais apical está a mais de 2 mm do limite da cavidade nasal e o canino está afastado do NPN.**

Por exemplo, a abreviatura S2P3A2N4D2 do canino superior esquerdo, que também pode ser escrita como SPAND23241 ▢3, indica que o diâmetro mesiodistal do dente canino impactado é maior do que o seu espaço normal, o ponto mais oclusal desse dente é apical à JCE do incisivo lateral ou do primeiro pré-molar, se o incisivo lateral estiver ausente, o canino é inclinado para vestibular e o canino impactado cruza a cavidade nasal e está afastado do NPN. Se somarmos os números 23241, o resultado é 12, em comparação com outro exemplo, SPAND33442, para o qual o resultado é 16. Obviamente, 16 é maior do que 12 para o canino impactado superior esquerdo e, pela leitura da descrição desses dois exemplos, o segundo exemplo é mais difícil de corrigir cirurgicamente.

Chapokas et al. apresentaram uma classificação baseada na abordagem clínica e no planeamento do tratamento. A abordagem cirúrgica baseia-se na localização do dente impactado. É apresentada uma classificação com 3 categorias.[72]

A) CLASSE I

B) CLASSE II

C) CLASSE III

Classe I

Um canino maxilar impactado de Classe I está localizado palatalmente. Para esta categoria de caninos impactados, recomenda-se uma abordagem cirúrgica com gengivectomia. Imediatamente após a exposição do dente impactado, um aparelho fixo deve ser conectado (Fig. 5).

As vantagens desta abordagem incluem a relativa simplicidade do procedimento, o potencial de erupção espontânea após a exposição cirúrgica e a presença de uma ligação fixa caso a erupção espontânea não ocorra. De acordo com Schmidt e Kokich, a maioria dos caninos impactados palatalmente irromperá espontaneamente com a simples excisão cirúrgica do tecido palatino sobreposto. Por outro lado, Ferguson e Parvizi mostraram que 5,1% dos caninos impactados expostos com gengivectomia necessitaram de um segundo procedimento cirúrgico devido à falta de erupção espontânea. A aplicação imediata de força ortodôntica após a exposição cirúrgica de um canino impactado palatino deve ser considerada com cautela. A direção lateral da força de erupção pode resultar na impactação da coroa contra o processo alveolar. Este facto pode induzir uma reabsorção óssea não fisiológica que pode aumentar a duração do tratamento ortodôntico. O potencial para um período de recuperação pós-operatória mais longo é a principal desvantagem relatada para a gengivectomia.

Os questionários de desconforto pós-operatório e a avaliação do uso de analgésicos foram estudados para avaliar as diferenças no limiar de dor entre a abordagem de erupção aberta e fechada no tratamento de caninos superiores impactados. Chaushu et al. encontraram um período de recuperação mais longo para a abordagem aberta em comparação com a fechada. No entanto, não foi observada qualquer diferença na atividade diária geral.

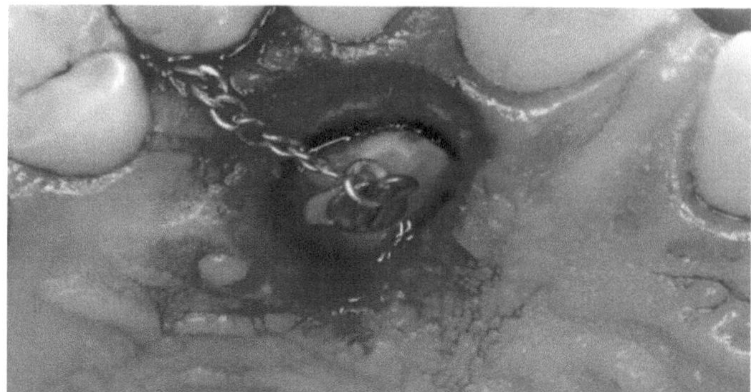

Fig. 5. **A gengivectomia é o procedimento cirúrgico recomendado para um canino impactado palatalmente. Um botão e uma corrente de ouro foram colocados no momento da exposição cirúrgica.**

Classe II

Um canino maxilar impactado de Classe II está localizado no centro da crista alveolar ou labialmente à crista alveolar, mas não sobreposto labialmente à raiz do incisivo lateral adjacente. Neste caso, recomenda-se uma técnica de erupção fechada utilizando um retalho reposicionado (Fig. 6, *A* e *B)*. Para a técnica de erupção fechada, um retalho mucoperiosteal de espessura total é refletido, permitindo ao clínico o acesso adequado ao dente impactado. Após o desbridamento folicular, um acessório fixo é colado ao dente impactado, incluindo um fio ou corrente.

A incisão Cristal deve ser feita com 3 mm de gengiva queratinizada labialmente à sua localização. Em seguida, o retalho é devolvido à sua posição original e suturado. O fio ou corrente sairá do retalho e a gengiva

ceratinizada vestibular será totalmente preservada (Fig. 6, *B*). Idealmente,
dependendo da direção da força, esta técnica cirúrgica pode facilitar a
erupção forçada através de uma zona adequada de gengiva queratinizada.
Nos casos em que não há gengiva queratinizada, o paciente deve ser
informado de que uma revisão com cirurgia mucogengival adicional pode
ser necessária para otimizar a estética. As principais vantagens desta
técnica incluem um menor desconforto pós-operatório em comparação com
a gengivectomia, bem como a gestão da erupção forçada através de uma
zona de gengiva queratinizada. As desvantagens incluem o aumento da
sensibilidade da técnica, relacionada com a gestão adequada do retalho de
tecido mole, e o aumento do tempo de tratamento cirúrgico, em
comparação com a abordagem de erupção aberta.

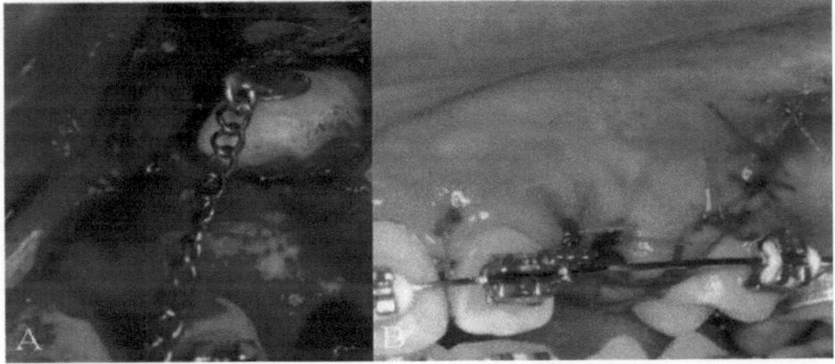

Fig. 6: - **O canino maxilar esquerdo está posicionado apicalmente à
junção mucogengival e labialmente no processo alveolar. A, foi
utilizado um procedimento de retalho reposicionado. B, Uma corrente
foi conectada ao dente impactado, saindo do retalho através da
incisão do cristal após a sutura.**

Classe III

Um canino maxilar impactado de Classe III está localizado vestibularmente à raiz do incisivo lateral adjacente. A avaliação radiográfica de um ortopantomograma revelará um canino com a ponta da cúspide sobre a raiz do incisivo lateral, enquanto o broto dentário será palpável labialmente. O incisivo lateral é geralmente inclinado palatalmente para acomodar esta orientação. Para caninos impactados em posição de Classe III, um retalho posicionado apicalmente (retalho em janela) 17 é indicado. É efectuada uma dissecção de espessura parcial, incluindo 2 a 3 mm da gengiva fixada coronalmente. O retalho é então posicionado apicalmente através de 2 incisões de libertação paralelas e verticais (Fig. 7). Com esta abordagem, a coroa clínica do dente impactado fica completamente exposta. Isso permite que o ortodontista visualize o dente impactado.

Os vetores de força de erupção podem, então, ser selecionados minimizando os danos potenciais ao incisivo lateral. Além disso, seguindo esta técnica, a largura da gengiva queratinizada aumentará durante a erupção ortodôntica forçada, o que aumenta a visibilidade da orientação do dente e a preservação da gengiva queratinizada são as principais vantagens desta abordagem. As desvantagens do retalho em janela incluem a maior sensibilidade técnica em relação à gengivectomia e ao retalho reposicionado descritos anteriormente. Além disso, vários autores relataram complicações, incluindo o risco de recessão dos tecidos moles e acesso inadequado ao osso labial. Para impactação de caninos classe II e classe III, a aplicação de força ortodôntica deve ser iniciada poucos dias após a exposição cirúrgica.[1]

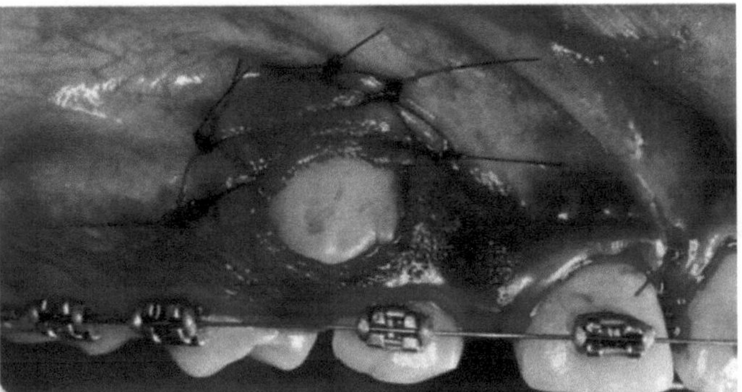

Fig. 7. O canino superior direito está posicionado labialmente ao longo eixo da raiz do incisivo lateral adjacente. Foi efectuado um retalho posicionado apicalmente (retalho em janela). *(Cortesia do* **Dr. Murad Shaqman).**

Um novo sistema de classificação 3D para caninos impacte - o índice KPG[73]

Neste caso, foi concebida uma escala em forma de grelha das três vistas diferentes (x, y e z) para classificar a dificuldade de impactação e a eficácia potencial do tratamento.

Dependendo da sua localização anatómica, a ponta da cúspide e a ponta da raiz recebem um número numa escala de 0-5 nas três imagens separadas tiradas antes do tratamento. A soma das pontuações da ponta da cúspide e da ponta da raiz nas três vistas decidiria a dificuldade prevista do tratamento, classificada como fácil, moderada, difícil e quase impossível.

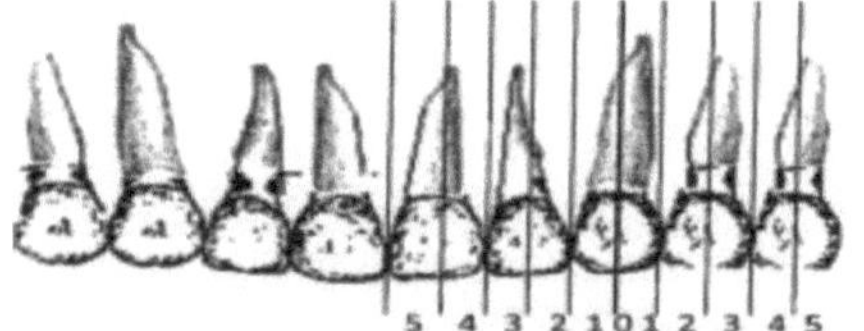
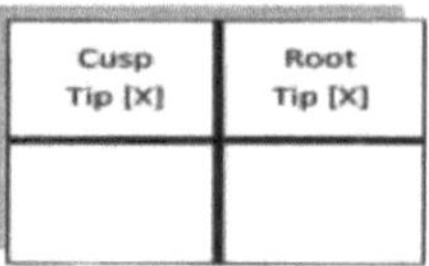

Figura 8. Dimensão antero-posterior (X) para a ponta da cúspide e para a ponta da raiz; vista frontal

O eixo x da localização do canino

A primeira dimensão para avaliar a dificuldade de tratamento de um canino impactado é a relação da ponta da cúspide do canino ou da ponta da raiz com os dentes adjacentes.

Para essa escala, foi utilizada uma radiografia panorâmica tradicional. Lindauer et al. (5) criaram anteriormente um método para prever a eventual impactação do canino superior, utilizando a localização da ponta da cúspide e sua relação com o incisivo lateral adjacente, como segue:

Setor I: Este sector representa a área distal à linha tangente às alturas distais do contorno da coroa e da raiz do incisivo lateral.

Setor II: Mesial ao sector I, mas distal à linha que corta o longo eixo do incisivo lateral.

Setor III: Mesial ao sector II, mas distal às alturas mesiais do contorno da coroa e da raiz do incisivo lateral.

Setor IV: todas as zonas mesiais ao sector III.

O método de Lindauer identifica até 78% dos caninos que estão destinados a ficar impactados, todos eles com pontas de cúspide nos sectores II, III e IV (5).

Os resultados do estudo de Warford et al. (6) correspondem às conclusões de Lindauer, com 82% dos seus caninos encontrados nos sectores II, III e IV.

Neste estudo, numerámos as nossas áreas no eixo x relativamente aos dentes adjacentes da seguinte forma (Figura 8):

0. A ponta da cúspide/ponta da raiz do canino está no local correto de erupção; não é necessário tratamento nesta dimensão.

1. A ponta da cúspide/ponta da raiz está dentro da largura do alvéolo em ambos os lados da linha vertical que divide o canino.

2. A ponta da cúspide/ponta da raiz situa-se na área entre o bordo do alvéolo e uma linha vertical que bissecta o dente adjacente; ou a metade distal do incisivo lateral ou a metade mesial do primeiro pré-molar.

3. A ponta da cúspide/ponta da raiz encontra-se na metade posterior do dente vizinho; metade mesial do incisivo lateral ou metade distal do primeiro pré-molar.

4. A ponta da cúspide/ponta da raiz está na metade distal do incisivo central, ou distal ao primeiro pré-molar, mas mesial à linha média do segundo pré-molar.

5. A ponta da cúspide/ponta da raiz está na metade mesial do incisivo

central ou distal à linha média do segundo pré-molar.

A ponta da cúspide e a ponta da raiz são classificadas separadamente, com o valor dessa dimensão sendo designado na coluna X. As áreas 2 e 3 correspondem ao facto de a ponta da cúspide/ponta da raiz estar localizada na área do incisivo lateral ou do primeiro pré-molar, os dentes imediatamente adjacentes ao canino.

As áreas 4 e 5 correspondem ao facto de a ponta da cúspide/ponta da raiz estar localizada na área do incisivo central ou do segundo pré-molar.

Quanto mais afastada a ponta estiver da sua posição normal, maior será o número. As áreas que rotulámos de 1 a 4, desde o canino até à linha média, são semelhantes aos sectores I a IV anteriormente utilizados por Lindauer et al. para identificar as impacções nos caninos. Como um possível preditor do eventual sucesso do tratamento, Ericson e Kurol (7) descobriram que quanto mais mesialmente localizada a coroa, mais reduzida a probabilidade de erupção após a extração de dentes decíduos.

O eixo y da localização do canino

Utilizando a mesma vista panorâmica, a altura da cúspide ou da ponta da raiz pode ser determinada e escalonada em relação à sua posição normal de desenvolvimento. As zonas para a dimensão vertical são semelhantes às utilizadas no estudo de Liu et al. coronal, cervical um terço da raiz, médio um terço da raiz, apical um terço da raiz, e supra-apical. A escala para classificar a ponta da cúspide do canino na dimensão vertical no eixo y é a seguinte (Fig. 9):

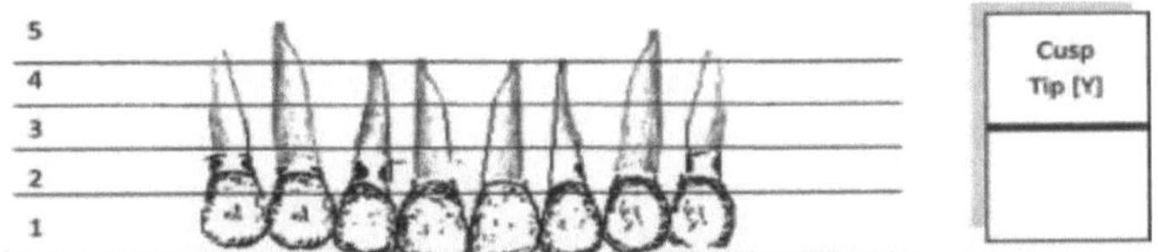

Figura 9. **Dimensão vertical (Y) da ponta da cúspide; vista frontal**

0. A ponta da cúspide do canino está na posição vertical correta.

1. A ponta da cúspide encontra-se na região coronal.

2. A ponta da cúspide situa-se num plano horizontal com o terço cervical da raiz do incisivo.

3. A ponta da cúspide situa-se num plano horizontal com o terço médio da raiz do incisivo.

4. A ponta da cúspide situa-se num plano horizontal com o terço apical da raiz do incisivo.

5. A ponta da cúspide é supraapical à raiz do incisivo.

Uma vez que a ponta da raiz e a ponta da cúspide se encontram em extremos opostos do dente, a escala para a localização da ponta da raiz é quase um oposto direto da ponta da cúspide (Fig. 10):

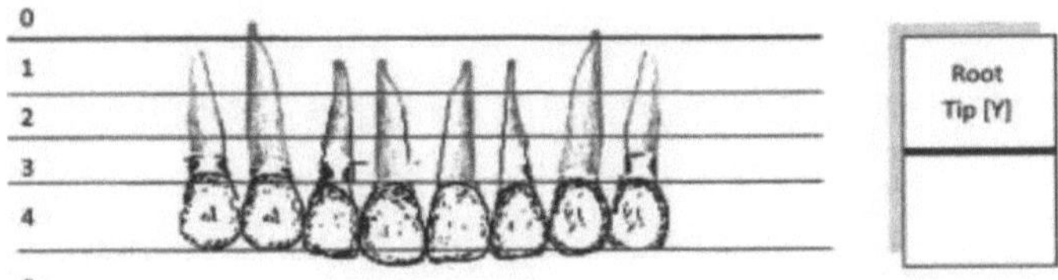

Figura 10. **Dimensão vertical (Y) para a ponta da raiz; vista frontal**

0. A ponta da raiz do canino está na posição vertical correta.

1. A ponta da raiz encontra-se num plano horizontal com o terço apical da

raiz do incisivo.

2. A ponta da raiz situa-se num plano horizontal com o terço médio da raiz do incisivo.

3. A ponta da raiz encontra-se num plano horizontal com o terço cervical da raiz do incisivo.

4. A ponta da raiz está na região coronal.

5. A ponta da raiz estende-se para além da região coronal.

O eixo z da localização do canino

Finalmente, foi estabelecido o eixo z para o canino. Isto foi feito utilizando as vistas axiais na máquina de CBCT, o que torna o índice único, uma vez que esta secção não é normalmente vista nas radiografias tradicionais. Esta escala utiliza distâncias medidas perpendicularmente em incrementos de 2 mm desde a cúspide ou ponta da raiz até à linha curva da arcada oclusal. As divisões da escala 0-5 baseiam-se apenas na distância da ponta impactada ao arco de referência oclusal, ao contrário das outras duas vistas, que se baseiam mais em dados anatómicos

localização (Figura 11):

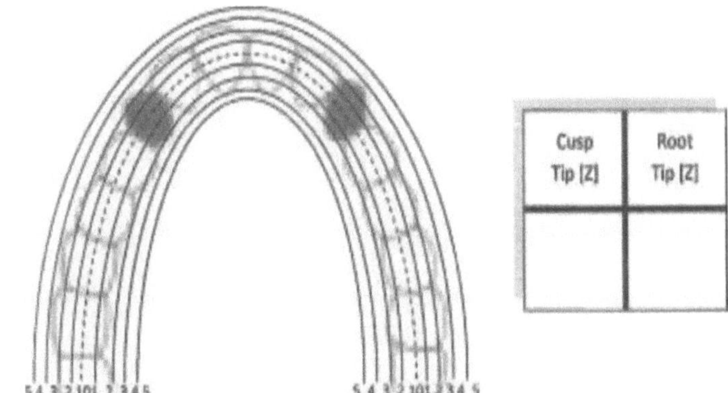

Figura 11. **Desvio da arcada oclusal (Z); vista axial**

0. A ponta da cúspide/raiz do canino está na sua localização correta ao longo da arcada oclusal.

1. A ponta da cúspide/raiz situa-se a 0-2,0 m do arco oclusal da ponta da cúspide ou da ponta da raiz, quer por vestibular quer por lingual.

2. A ponta da cúspide/raiz localiza-se na área a 2,0-4,0 mm de distância da arcada oclusal, quer por vestibular quer por lingual.

3. A ponta da cúspideZroot está localizada na área entre 4,0 e 6,0 mm de distância da arcada oclusal, seja para vestibular ou para lingual.

4. A ponta da cúspideZroot está localizada na área entre 6,0 e 8,0 mm de distância da arcada oclusal, seja para vestibular ou para lingual.

5. CúspideA ponta da raiz está mais de 8,0 mm afastada da arcada oclusal da cúspide normal do canino ou da ponta da raiz, quer para vestibular quer para lingual.

À medida que a distância do arco oclusal aumenta para lingual, a ponta da cúspide também deve ser localizada mais mesialmente na dimensão anterior-posterior. Da mesma forma, como a ponta da cúspide está localizada mais vestibularmente, a ponta da cúspide também deve ser encontrada mais distal à posição normal na dimensão anterior-posterior, devido ao arredondamento natural do arco oclusal de referência.

Avaliação da dificuldade

Depois de classificar a ponta da cúspide e a ponta da raiz nas três vistas, o grau de dificuldade do tratamento é categorizado como simples, moderadamente difícil e quase impossível.

Estas categorias são determinadas pela soma de todas as pontuações para cada dente individual. As pontuações no intervalo de 0-9 caem na categoria de fácil;

10-14 são moderados; 15-19 são difíceis; e 20 e acima são extremamente difíceis.

Uma impactação simples resultaria num curto período de tratamento e talvez necessitasse de orientação ortodôntica básica. Uma impactação moderada requer tempos de tratamento mais longos, e um canino impactado classificado como difícil exigiria um tratamento ainda mais longo, talvez envolvendo técnicas ortodônticas mais avançadas. Uma impactação classificada como quase impossível representa uma dificuldade extrema para o ortodontista e pode exigir a intervenção de um cirurgião oral antes de o canino poder ser colocado em posição, ou o dente impactado pode simplesmente ter de ser extraído.

Os quatro exemplos seguintes, apresentados nas Figuras 12-15, demonstram a utilização do índice KPG. Embora este sistema de classificação de caninos seja ainda um trabalho em curso, é o primeiro trabalho que determina a utilização de coordenadas 3D na atribuição do grau de dificuldade de impactos caninos.

Em teoria, com base numa escala de 0-5, a nossa pontuação máxima permitida deveria ser 30. No entanto, na dimensão vertical, a ponta da raiz é normalmente classificada como 0 porque tem origem no alto da maxila. Para obter uma pontuação de 5 nesta dimensão, a ponta da raiz teria de ultrapassar as coroas dos dentes adjacentes. Esta situação impossível impede que qualquer impacção obtenha uma pontuação de 30. A improbabilidade de uma pontuação tão alta é a base do nosso raciocínio para dividir as categorias moderada e difícil em apenas cinco pontos. Existem, no entanto, alguns dos nossos casos em que a ponta da raiz estava verticalmente mais baixa do que o normal, colocando o canino mais próximo da horizontal. Estes casos são todos classificados como difíceis de tratar. Outras observações que notamos é que a maioria das nossas impacções são palatinas (31 caninos, 73,8%) em vez de labiais, consistente com achados anteriores (3,8,9). A atribuição de pontuações é baseada principalmente na localização anatómica. Isto permite que outros factores apoiem ou contrastem com as nossas classificações. Por exemplo, ocasionalmente, a ponta da cúspide ou a ponta da raiz pode cair na junção de duas secções. Fica, então, ao critério do operador decidir se a pontuação é maior ou menor. Se o operador tiver de escolher entre duas áreas semelhantes em várias das pontuações, isso pode alterar significativamente a soma e afetar potencialmente o resultado. A própria ponta da raiz pode ser ambígua na localização da sua posição. Uma deflexão considerável da raiz pode alterar a pontuação, tornando-a mais fácil ou mais difícil de tratar.

Uma ponta de cúspide que esteja próxima das raízes de um dente adjacente também pode variar a dificuldade realista do tratamento. O curso do tracionamento nessa situação não é tão simples quanto os números sugerem, pois o clínico deve levar em conta um esforço para evitar danos aos dentes adjacentes. Embora a nossa metodologia possa parecer bastante simples para o ortodontista avançado, empreendemos uma nova forma de analisar o grau de impactação dos caninos, utilizando imagens de feixe cónico em 3D.

A utilização da vista axial oferece uma localização mais precisa do dente impactado do que uma radiografia panorâmica tradicional. Os ortodontistas são capazes de estimar com mais exatidão a duração do tratamento através desta tecnologia. Nossos estudos futuros envolverão uma análise retrospetiva desses 23 pacientes para determinar se o tempo que levou para trazer o canino para a sua posição correta está correlacionado com a validação da nossa escala proposta, ou seja, pesquisar os pensamentos dos ortodontistas sobre o grau de impactação para vários casos. Em seguida, compararíamos as nossas classificações pré-tratamento com a opinião dos especialistas. Os estudos anteriores sobre o uso de imagens de feixe cônico para localizar caninos impactados forneceram aplicações valiosas para o campo da ortodontia; nosso sistema é apenas uma manifestação de seus benefícios clínicos. com nossas classificações preliminares.

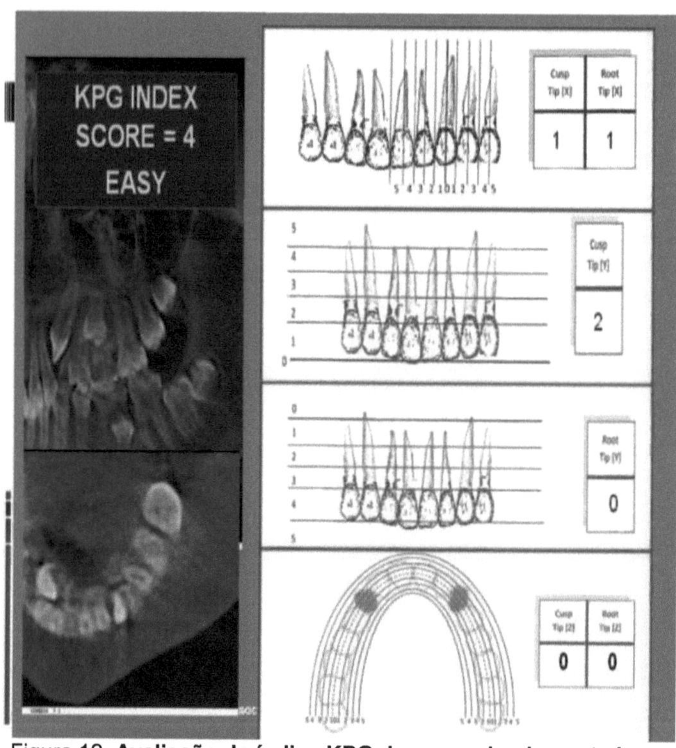

Figura 12. **Avaliação do índice KPG de um canino impactado determinado como sendo fácil de tratar**

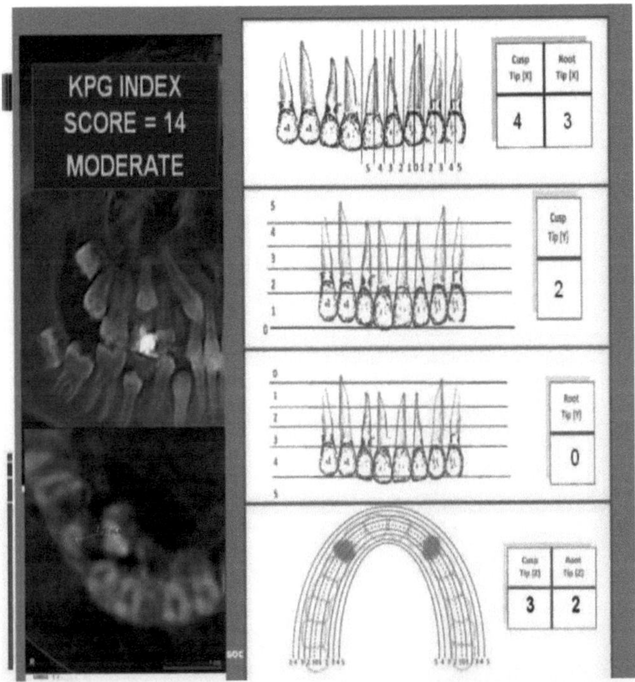

Figura 13. **Avaliação do índice KPG de um canino impactado determinado como sendo moderadamente difícil de tratar**

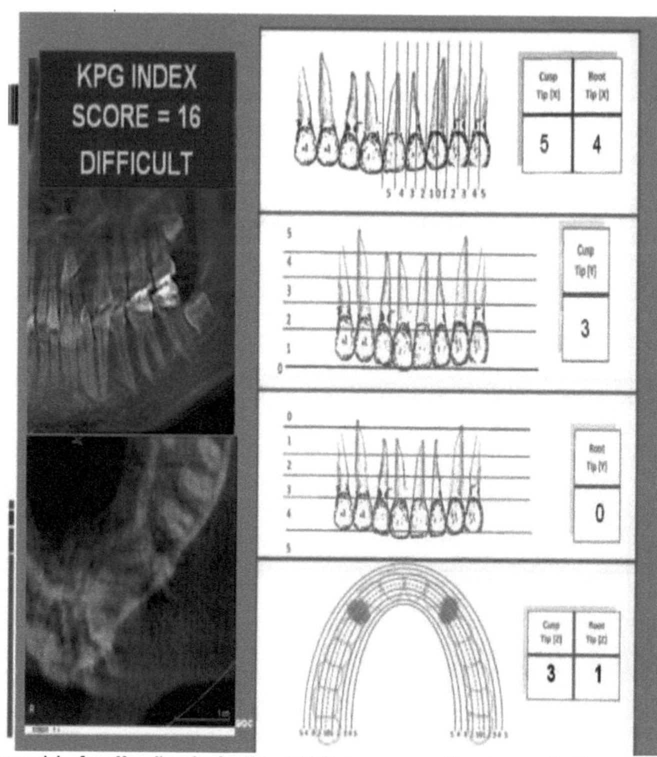

Figura 14. **Avaliação do índice KPG de um canino impactado determinado como sendo difícil de tratar**

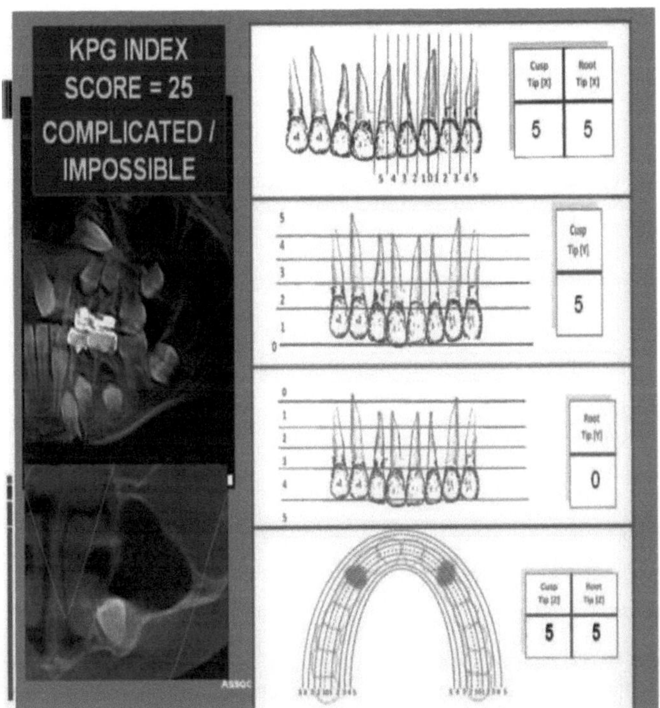

Figura 15. **Avaliação do índice KPG de um canino impactado determinado como complicado ou quase impossível de tratar As imagens 3D permitiram uma maior compreensão das impacções com a arcada dentária e devem ser concebidos novos métodos de classificação. O Índice KPG é um novo sistema de classificação que incorpora informações 3D em imagens de CBCT.**

DIAGNÓSTICO DO CANINO AFECTADO

A deteção precoce de caninos maxilares impactados pode reduzir o tempo de tratamento, a complexidade, as complicações e os custos. Idealmente, os pacientes devem ser examinados aos 8 ou 9 anos de idade para determinar se o canino está deslocado de uma posição normal no alvéolo e avaliar o potencial de impactação.[74] O clínico pode investigar a presença e a posição da cúspide usando 3 métodos simples:

a) Inspeção visual

b) Palpação

c) Radiografia.

Inspeção visual

Os sinais clínicos que podem indicar cúspides succedâneas ectópicas ou impactadas incluem a ausência de uma protuberância canina no sulco bucal até aos 10 anos de idade, cúspides primárias excessivamente retidas, erupção tardia do seu sucessor permanente e assimetria na esfoliação e erupção dos caninos direito e esquerdo[74] (fig. 1)

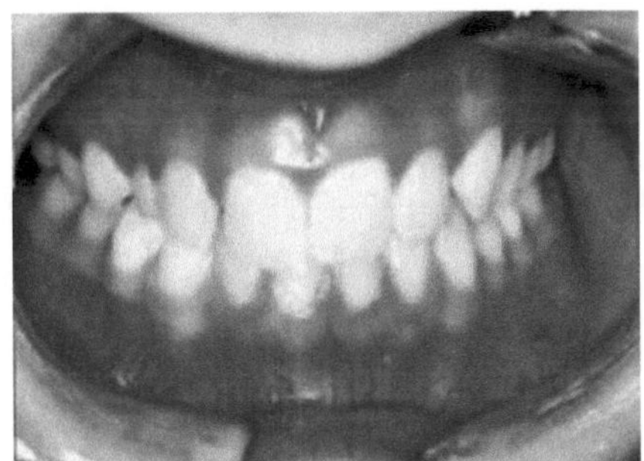

Figura 1: **O exame clínico revelou uma assimetria entre as cúspides direita e esquerda; a 53 estava excessivamente retida e não era móvel, enquanto a 63 tinha esfoliado naturalmente, permitindo que a 23 irrompesse na arcada. O 13 estava impactado palatalmente e necessitava de exposição cirúrgica e alinhamento ortodôntico.**

As cúspides primárias retidas para além dos 13 anos de idade e sem mobilidade significativa indicam fortemente a deslocação e impactação dos caninos permanentes. [74,75] Embora Power e Short afirmem que o canino superior está atrasado na sua sequência de erupção se não tiver emergido até à idade de 12,3 anos no sexo feminino e 13,1 anos no sexo masculino, a correlação entre as idades cronológica e dentária é fraca e o desenvolvimento dentário global deve ser considerado quando se investiga a erupção tardia do canino.

Embora a inclinação distal da coroa dos incisivos laterais superiores seja comum na fase de dentição mista, antes da erupção dos caninos superiores, um incisivo com inclinação distal exagerada deve aumentar a

73

suspeita de um canino desviado mesialmente e impactado palatalmente.[74] Nesses casos, a coroa do incisivo lateral pode estar inclinada distalmente porque a cúspide impactada está exercendo força sobre o aspeto distal da raiz do incisivo lateral. Tais impactos palatinos também podem causar a rotação do incisivo lateral.[82] Os incisivos laterais retroinclinados também podem ocorrer quando forças dirigidas para vestibular fazem com que a raiz se incline para vestibular e a coroa para palatino. Em casos graves, o incisivo central também pode ser afetado, e a sua coroa pode ficar mal posicionada.[76]

Sinais clínicos para o diagnóstico

Foi sugerido que os seguintes sinais clínicos devem ser correlacionados com a idade cronológica e dentária do paciente para um diagnóstico correto da impacção do canino superior.[77]

- Atraso na erupção do canino permanente ou retenção prolongada do canino decíduo para além dos 14-15 anos de idade

- Ausência de uma protuberância canina labial normal

- Presença de uma protuberância palatina (Fig. 2) - Erupção atrasada, inclinação distal ou migração do incisivo lateral.

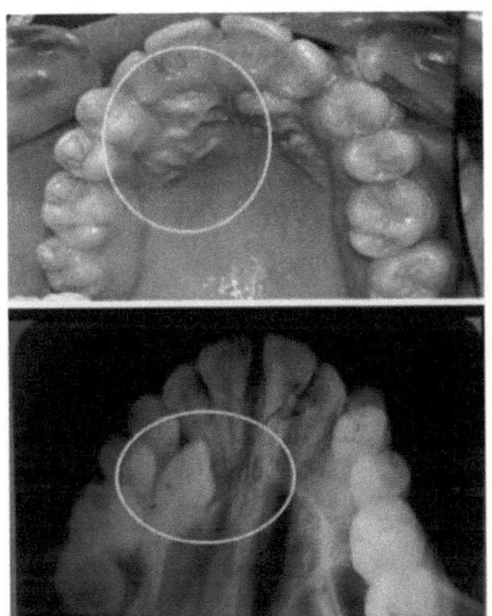

Figura 2: Saliência palatina num canino palatino impactado

Palpação

A palpação da mucosa vestibular e lingual, utilizando os dedos indicadores de ambas as mãos simultaneamente, é recomendada para avaliar a posição dos caninos superiores em erupção. O tempo de erupção de um canino superior varia de 9,3 a 13,1 anos.[78] Como os caninos são palpáveis de 1 a 1,5 anos antes de emergirem, a ausência do bojo do canino após os 10 anos de idade é uma boa indicação de que o dente está deslocado de sua posição normal, sendo possível a erupção ectópica ou a impactação das cúspides maxilares.[78],[79]

As assimetrias no processo alveolar não são consideradas significativas em crianças com menos de 10 anos, e as diferenças na palpação bilateral podem dever-se a diferenças verticais nas taxas de erupção em idades jovens. ,[7879] No entanto, em pacientes com mais de 10 anos, uma assimetria bilateral palpável óbvia pode indicar que uma das cúspides permanentes está impactada ou a erupcionar ectopicamente.[79]

Radiografias

As radiografias são indicadas quando as protuberâncias dos caninos não estão presentes; o desenvolvimento e a erupção dos caninos direito e esquerdo são assimétricos (**Fig. 3**); o desenvolvimento oclusal é avançado e não há protuberâncias palpáveis indicando a presença das cúspides no processo alveolar; e o incisivo lateral está atrasado na erupção, mal posicionado, ou tem uma inclinação labial ou palatina pronunciada em relação ao incisivo central adjacente.[79],[80]

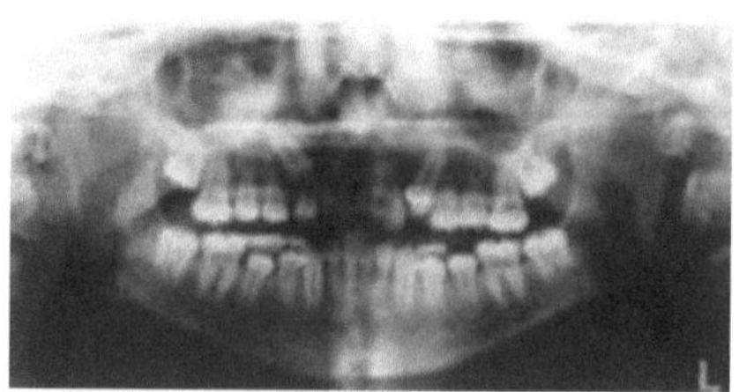

Figura 2: **Uma assimetria significativa das fases eruptivas das cúspides permanentes superiores pode ser um sinal de potencial impactação. O 13 estava impactado palatalmente e necessitou de exposição cirúrgica e alinhamento ortodôntico.**

Radiografias precisas são fundamentais para determinar a posição dos caninos impactados e sua relação com os dentes adjacentes, avaliar a saúde das raízes vizinhas e determinar o prognóstico e o melhor modo de tratamento.[81] Uma radiografia panorâmica tirada em conjunto com 2 vistas periapicais obtidas usando a Regra de Clarke (Regra do Objeto Bucal) ou uma película oclusal maxilar a 60% (**Fig. 4**) permite que os dentes impactados sejam localizados palatalmente ou bucalmente em relação aos dentes adjacentes.[81]

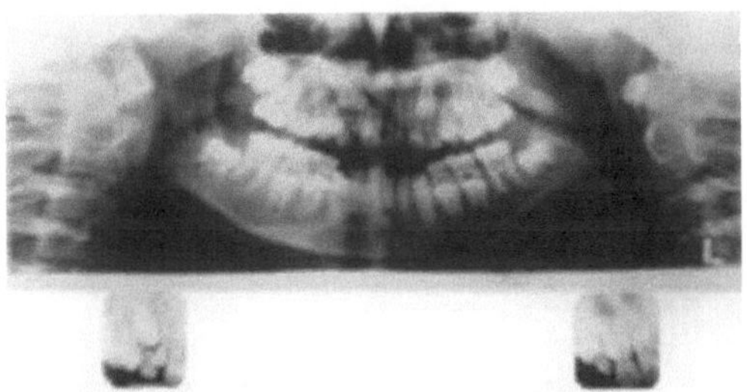

Figura 4: **O grau de assimetria da erupção do 13 e do 23 e a sobreposição do 13 com o 12 eram sinais de impactação. As radiografias panorâmica e periapical foram utilizadas para localizar o 13 no palato.**

Ericson e Kurol[19] constataram que as radiografias periapicais permitiram a localização precisa dos dentes em 92% dos casos avaliados. Embora os filmes periapicais sejam diagnósticos para a posição transversal, as radiografias oclusais são mais precisas para determinar as posições dos caninos em relação à linha média.[78,82]

As radiografias cefalométricas laterais também são úteis para avaliar a posição anterior-posterior do dente deslocado, bem como a sua inclinação e localização vertical no alvéolo.[81]

No entanto, existem muitas limitações, incluindo a medição da distância exacta entre o dente impactado e os dentes adjacentes e a identificação da presença ou ausência de reabsorção radicular nos dentes adjacentes. Os ortodontistas e os cirurgiões precisam de conhecer a posição exacta do dente para poderem elaborar planos de tratamento adequados. A análise tridimensional com tomografia computorizada de feixe cónico (CBCT) melhorou significativamente a nossa capacidade de localizar com precisão a posição do dente.

Após a obtenção de um exame CBCT, pode também ser registada uma radiografia panorâmica.[83]

A arcada personalizada é feita na vista panorâmica e a vista de corte personalizada pode ser utilizada para a deteção exacta da posição do dente. (Figs. 5 e 6) Para além destas vistas em corte, uma vista reconstruída em 3D pode ser útil para identificar a localização exacta de um canino impactado (Fig. 7).

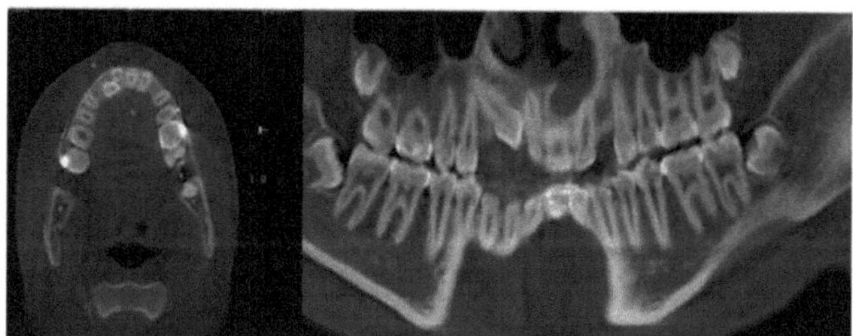

Figura 5. **Vista panorâmica personalizada a partir de imagem CBCT**.

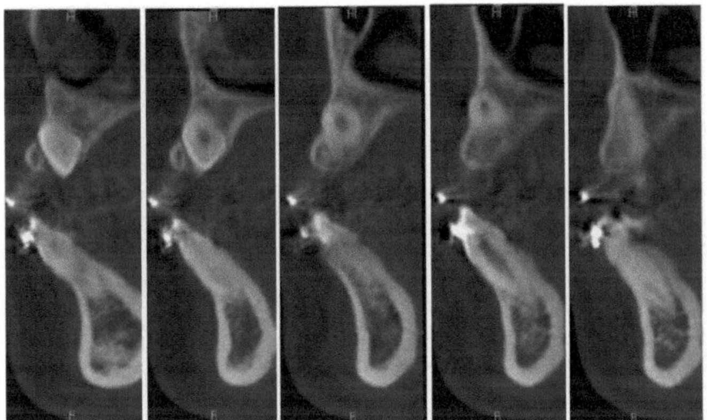

Figura 6. **A vista cortada personalizada pode mostrar a posição do dente e a presença de alojamento ósseo.**

Haney avaliou as discrepâncias inerentes à comparação de imagens 2D com imagens 3D no diagnóstico e planeamento do tratamento de caninos impactados. Os resultados mostraram que todos os clínicos têm um grau muito mais elevado de confiança na posição exacta dos dentes impactados com imagens de CBCT.

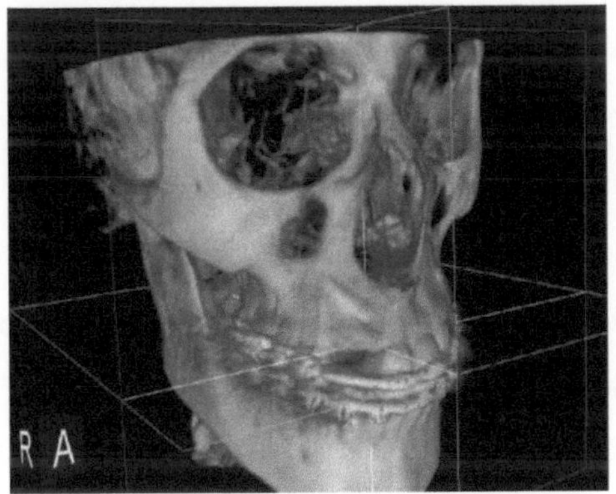

Figura 7. **Vista reconstruída tridimensionalmente. Esta imagem mostra claramente a posição do canino superior direito e a proeminência do dente.**

Devido às diferenças na avaliação da posição exacta e da relação entre a localização da ponta da cúspide e o tecido adjacente, as imagens 2D e 3D geram imagens diferentes nos mesmos pacientes.[84] A TCFC também proporciona uma vantagem adicional na identificação da prevalência de reabsorção radicular nos incisivos centrais e laterais. Ericson revelou que a prevalência de reabsorção radicular associada à impacção do canino era de 12% dos incisivos laterais com imagens 2D convencionais.[85] Por outro lado, ao utilizar imagens de TCFC, esses mesmos autores constataram que 38% dos incisivos laterais e 9% dos incisivos centrais apresentam algum grau de reabsorção radicular com caninos impactados. Este estudo revelou que a deteção de reabsorção radicular aumentou quase 50% com a tomografia computorizada.[86]

A presença de reabsorção radicular pode afetar o plano de tratamento global, quer seja indicada a extração ou a retenção dos dentes afectados. Se a extração for indicada devido à gravidade da reabsorção radicular, os planos de tratamento ortodôntico e de restauração têm de ser modificados em conformidade.[87] Por conseguinte, a utilização da TCFC pode definitivamente contribuir para um diagnóstico exato e atempado e conduzir a uma intervenção de tratamento adequada.

CONSIDERAÇÃO CLÍNICA DE CANINOS IMPACTADOS

Os caninos impactados são normalmente assintomáticos. Portanto, o paciente geralmente não tem conhecimento da existência dos caninos impactados. Os clínicos gerais e ortodontistas descobrem a maioria desses dentes impactados durante os exames radiográficos iniciais.

A observação cuidadosa do desenvolvimento e erupção dos caninos durante o exame dentário periódico da criança em crescimento é essencial para prevenir potenciais complicações. Shafer et al.[88] sugeriram as seguintes sequelas para a impactação do canino:

1. •labial or lingual malpositioning of the impacted tooth.
2. •Migration of the neighboring teeth and loss of arch length.
3. •Internal resorption.
4. •External root resorption of the impacted tooth, as well as the neighboring teeth.
5. •Infection particularly with partial eruption
6. •Dentigerous cyst formation
7. •Referred pain and combinations of the above sequelae.

Na avaliação clínica, a idade e a dentição do paciente devem ser examinadas primeiro para determinar se há ou não um atraso na erupção. Em segundo lugar, deve ser pesquisada a presença ou ausência de um fator, como certas doenças que podem causar defeitos na estrutura, tamanho, forma e cor dos dentes, que afectem negativamente o desenvolvimento dentário.[89] Posteriormente, a quantidade de espaço na arcada para o canino não irrompido, a morfologia e a posição dos dentes adjacentes, os contornos do osso e a mobilidade dos dentes devem ser considerados através de uma avaliação clínica [90]

Os sinais clínicos indicativos de impactação canina podem ser enumerados da seguinte forma: [91]

1. Atraso na erupção do canino permanente ou retenção prolongada do canino decíduo para além dos 14 a 15 anos de idade.
2. A presença de uma assimetria na protuberância canina ou a ausência de uma protuberância canina labial normal observada durante a palpação alveolar.
3. Presença de uma protuberância palatina.
4. Inclinação distal, ou migração do incisivo lateral.

Durante a erupção normal do canino maxilar, normalmente nota-se uma protuberância labial na mucosa superior ao canino primário superior. Quando essa protuberância não é visível, é necessário efetuar uma palpação intra-oral para obter uma localização clara do canino permanente.

A mobilidade de todos os dentes presentes também deve ser avaliada durante a palpação. Caninos decíduos móveis podem indicar reabsorção normal das raízes pelos caninos permanentes, enquanto a mobilidade do incisivo lateral permanente pode ser o resultado potencial da reabsorção da raiz pelo canino impactado[91] .

De acordo com Ericson e Kurol[92] , a ausência da "protuberância canina" em idades mais precoces não deve ser considerada como indicativa de impactação canina. Na sua avaliação de 505 crianças em idade escolar entre os 8 e os 12 anos de idade, verificaram que, aos 10 anos, 29% das crianças tinham caninos não palpáveis, mas apenas 5% aos 11 anos de idade, enquanto que em idades mais avançadas apenas 3% tinham caninos não palpáveis.

Eles descobriram que muitas das crianças com menos de 10 anos de idade cujos caninos foram inicialmente determinados pela palpação como potencialmente anormais, na verdade desenvolveram-se mais tarde e erupcionaram normalmente. Assim, consideraram o exame radiográfico impraticável e desnecessário para crianças com menos de 10 anos de idade[93] .

Em contraste, o exame do movimento intraósseo dos caninos entre a idade dentária de 8 a 10 anos foi aconselhado por Williams[94] . Se as protuberâncias dos caninos permanentes não forem palpáveis, ele ofereceu o Clinical Consideration and Management of Impacted Maxillary Canine Teeth para examinar as radiografias laterais e frontais especificamente para as más oclusões de Classe I, mesmo com perda mínima do comprimento do arco. Ele sugeriu a remoção do canino decíduo quando for observada uma posição aparentemente lingual em relação aos dentes anteriores na radiografia lateral e uma inclinação medial do longo eixo do canino em relação à parede lateral da cavidade nasal na radiografia frontal.

Os pacientes com caninos superiores impactados apresentam frequentemente outras anomalias dentárias associadas. A associação frequente destas anomalias levou alguns investigadores a sugerir a sua utilização como marcadores para indicar a necessidade de análises clínicas e/ou radiográficas complementares para um diagnóstico precoce.[95],[96]

O incisivo lateral superior é normalmente utilizado como marcador, uma vez que a ausência congénita, a microdontia, a forma de pino e até a posição incorrecta deste dente estão associadas à impactação dos caninos superiores[97],[98]

Foram identificadas associações entre o canino maxilar impactado e quatro outras anomalias dentárias, num estudo de pacientes chineses que apresentavam canino maxilar impactado deslocado palatalmente e lingualmente, outras DAs foram associadas. De fato, 47,5% desses pacientes com CMI apresentavam outras DAs, o que é semelhante aos achados de José Rubén Herrera-Atoche et al. [96]

A microdontia e a forma de barril nos incisivos laterais superiores foram associadas ao IMC. Relatórios anteriores mostraram associações entre microdontia e dentes em forma de pino com IMC.

O estudo de José Rubén Herrera-Atoche et al coincidiu com a associação entre microdontia e IMC, mas os incisivos em forma de barril e não em forma de pino foram a segunda associação. Isto pode ser um artefacto da maior prevalência de microdontia e dentes em forma de barril no México em comparação com os dentes em forma de cavilha noutras populações.[99]

As anomalias dos incisivos laterais superiores (por exemplo, agenesia, microdontia e forma de pino) devem ser vistas como marcadores do IMC[100] . O estudo de José Rubén Herrera-Atoche et al sugere que a forma de barril deve ser incluída neste grupo de marcadores para uma população mexicana.

A prevalência de canino superior impactado também foi associada à presença de outros dentes impactados, o que está de acordo com dados de uma população chinesa[9] . As associações entre anomalias podem, muitas vezes, ser explicadas geneticamente ,[101,102] principalmente quando o dente impactado está distante do CMI em questão. No entanto, fatores ambientais também podem causar essa anomalia, por exemplo, um incisivo central impactado no mesmo lado de um CMI. Nesse caso, a impactação do canino pode ser consequência do incisivo impactado, o que explicaria a raridade da ocorrência conjunta desses eventos[103] .

Por outro lado, o risco de transposição dentária foi extremamente alto em pacientes com canino superior impactado. Isso pode ser facilmente explicado pelo facto de os caninos superiores serem os dentes que mais frequentemente sofrem transposição.[104]

GESTÃO DE CANINOS AFECTADOS

O dente impactado tem várias soluções. O dente impactado pode ser extraído, pode ser efectuado um autotransplante, ou o dente pode ser exposto cirurgicamente e movido para a arcada dentária ortodonticamente.

O calendário do tratamento ortodôntico, o tipo de procedimento cirúrgico para expor o dente impactado, a mecânica ortodôntica necessária e os potenciais problemas com o tratamento variam consoante o dente impactado e a sua posição no maxilar.

O tratamento de caninos superiores impactados geralmente requer uma abordagem interdisciplinar envolvendo componentes cirúrgicos, restauradores, periodontais e ortodônticos. É necessário um planeamento prudente do tratamento para atingir os vários objectivos do tratamento.

O paciente com um canino superior impactado deve ser inicialmente submetido a uma avaliação clínica e radiográfica abrangente da má oclusão para localizar o canino impactado e decidir sobre o seu prognóstico de alinhamento. A cooperação do paciente, a idade, a saúde bucal geral, a variação esquelética e a presença de espaçamento ou apinhamento na arcada são agentes importantes que afetam o prognóstico[107] .

Qualquer reabsorção radicular dos dentes adjacentes também deve ser considerada.

O ortodontista deve também estar ciente do desenvolvimento normal e do padrão de erupção, a fim de efetuar um tratamento intercetivo que proporcione uma boa relação custo-benefício em comparação com outros procedimentos mais invasivos. O aconselhamento dos doentes e dos pais sobre as opções de tratamento e o conteúdo informado são essenciais para evitar quaisquer problemas médico-legais[108] .

O médico deve considerar as várias opções de tratamento disponíveis para o doente, incluindo[109]

1. Sem tratamento

2. Tratamento intercetivo

3. Extração do canino afetado

4. Autotransplante do canino

5. Exposição cirúrgica e alinhamento ortodôntico

1 Sem tratamento

Não é possível recomendar um tratamento ativo quando: [110]

- O doente não solicita o tratamento.

- Não há sinais de reabsorção dos dentes adjacentes ou de outra patologia.

- Existe um canino severamente deslocado sem evidência de patologia; se estiver afastado da dentição, idealmente existe um bom contacto entre o incisivo lateral e o primeiro pré-molar ou um bom prognóstico estético para o canino decíduo.

Neste caso, o canino não irrompido deve ser monitorizado periodicamente no que diz respeito à degeneração cística, reabsorção radicular e outras possíveis complicações. Não se conhece o intervalo de tempo ideal entre as radiografias para reduzir a dose de radiação. Na maioria dos casos, o prognóstico a longo prazo do canino decíduo retido é mau,

independentemente do comprimento da raiz e da forma da coroa, uma vez que a raiz de um canino decíduo retido acabará por ser reabsorvida e será extraída [109]

2. Tratamento intercetivo

O diagnóstico e a intervenção precoces são muito importantes para poupar tempo, despesas e tratamentos mais complexos na dentição permanente. Se forem detectados sinais precoces de erupção ectópica dos caninos, o clínico deve tentar evitar a sua impactação e as suas potenciais sequelas. Frequentemente, os caninos decíduos são extraídos como uma medida interceptiva para facilitar a erupção dos caninos permanentes ou, pelo menos, proporcionar mudanças para uma posição mais favorável. [111] A extração do canino primário é recomendada quando:

• O doente tem entre 10 e 13 anos de idade.

• O canino maxilar não é palpável na sua posição normal e o exame radiográfico revela uma ectopia do canino palatino. Se o canino permanente estiver localizado numa posição mais medial ou se o paciente for mais velho do que a faixa etária ideal, a extração do canino primário pode proporcionar resultados menos favoráveis. [112]

A reavaliação clínica e as radiografias de acompanhamento devem normalmente ser efectuadas com intervalos de 6 meses. Se não se verificar uma melhoria na posição dos caninos no prazo de 12 meses nas radiografias panorâmicas após a extração dos caninos primários, está indicado um tratamento alternativo. [113]

A gravidade das angulações do canino impactado é um fator importante no prognóstico.

Quanto mais inclinado for o dente, menor será a probabilidade de ele erupcionar espontaneamente[113] . Power e Short[114] previram as chances de impactação do canino com base em ortopantomografias entre os anos de 10-13 e afirmaram que a chance de erupção do dente impactado diminuirá mesmo após a extração decídua ser realizada se o canino permanente estiver inclinado mais de 31° em relação à linha média.

Ericson e Kurol[113] afirmaram que a remoção do canino decíduo antes dos 11 anos de idade normalizará a posição dos caninos permanentes em erupção ectópica até 91% se a coroa do canino permanente estiver distal à linha média do incisivo lateral. No entanto, a taxa de sucesso diminui para 64% quando a coroa do canino se sobrepõe medialmente ao longo eixo do incisivo lateral.

Williams[115] sugeriu a extração do canino decíduo maxilar logo aos 8 ou 9 anos de idade para melhorar a erupção e a auto-correção de uma impacção labial ou intra-alveolar do canino maxilar em casos de Classe I não apinhados.

As extracções de caninos decíduos, em conjunto com a utilização de um aparelho extrator cervical e a expansão rápida da maxila, têm sido consideradas procedimentos eficazes no tratamento intercetivo da impactação do canino superior[116] .

Baccetti et al.[117] constataram que 65% dos casos de deslocamento palatino que foram submetidos à remoção do canino decíduo resultaram na erupção bem-sucedida dos caninos permanentes sem qualquer outro tratamento. A taxa de prevalência poderia ser melhorada significativamente até 88% se se prevenisse a migração mesial dos dentes posteriores superiores após a extração do canino decíduo, como por exemplo com a utilização de um aparelho extrator cervical[13] . Também Olive[118] afirmou que a abertura de espaço para a coroa do canino com a mecânica ortodôntica de rotina pode permitir a erupção espontânea de um canino impactado. No entanto, não é recomendada a correção precoce dos incisivos laterais alargados e com ponta distal, para não causar impactação dos caninos ou a reabsorção das raízes dos incisivos laterais[119] .

Outro ensaio clínico randomizado realizado por Bagetti et al.[120] relatou que a TPA e a extração de caninos decíduos isoladamente foi tão eficaz quanto a expansão rápida da maxila seguida de uma TPA associada à extração de caninos decíduos, como uma opção de tratamento intercetivo para pacientes de 9 anos e 5 meses a 13 anos de idade com caninos deslocados palatalmente.

A utilização destes protocolos em indivíduos com dentição mista tardia aumentou a taxa de erupção significativamente mais do que apenas a extração e os grupos não tratados.

3. Extração de caninos impactados

A remoção cirúrgica de caninos impactados, embora raramente considerada, pode ser uma opção viável nas seguintes situações: [121]

- O paciente declina o tratamento ativo e/ou está satisfeito com a aparência.

- Há evidência de reabsorção precoce dos dentes adjacentes.

- O doente é demasiado velho para ser intercetado.

- Existe um bom contacto entre o incisivo lateral e o primeiro pré-molar ou o paciente está disposto a submeter-se a tratamento ortodôntico para substituir o canino pelo primeiro pré-molar

- Se o canino afetado estiver anquilosado e não puder ser transplantado

- Se a raiz do canino afetado estiver muito dilacerada

- Se a impactação for grave e o grau de má oclusão for demasiado grande para o reposicionamento cirúrgico/transplante.

Especialmente a extração do canino em erupção labial e apinhado está contra-indicada. Esta extração pode melhorar temporariamente a estética, mas pode complicar e comprometer os resultados do tratamento ortodôntico.

Se for necessária a remoção do canino impactado, o ortodontista deve decidir se substitui o pré-molar na posição do canino ou se restaura o espaço do canino em falta com uma prótese ou um implante.

Se o espaço do canino for fechado ortodonticamente, o segmento posterior deve ser protraído. Antes da decisão de extração, fatores como interferências de cúspides linguais, discrepância de tamanho dos dentes e as dificuldades encontradas quando se emprega a mecânica unilateral também devem ser considerados[18].

Quando é efectuada uma extração, esta deixa frequentemente um defeito alveolar crítico de difícil gestão. Puricelli et al[123] recomendaram a osteotomia parcial maxilar como uma resolução eficaz para a correção de defeitos ósseos nas arcadas dentárias, que é realizada através da mobilização de um segmento de osso alveolar. Indicaram essa técnica dentro do conceito de sustentação individual e múltipla da integridade da oclusão e das arcadas dentárias, principalmente em pacientes jovens, onde a indicação de próteses fixas ou implantes osseointegrados pode ser precoce. Afirmaram que essa técnica oferece uma solução superior e eficiente em termos de tempo para a perda dos caninos superiores, quando comparada à reabilitação com implantes osseointegrados ou ao fechamento ortodôntico de espaços.

A extração cirúrgica de caninos impactados e a sua substituição por primeiros pré-molares elimina todos os riscos e incertezas relacionados com a extrusão ortodôntica de um canino impactado. Bons resultados funcionais e estéticos podem ser alcançados, se uma posição dentária anterior precisa e detalhada for gerenciada durante o acabamento ortodôntico[124] .

A estética do sorriso da substituição dos pré-molares superiores pode ser melhorada através da intrusão dos primeiros pré-molares numa margem gengival mais elevada em relação aos incisivos laterais superiores e da restauração dos pré-molares com construções de resina composta ou facetas de porcelana para produzir caninos naturais[125] .

Caso contrário, uma ligeira extrusão dos primeiros pré-molares superiores também é aceitável se as coroas dos pré-molares forem longas, com cúspides vestibulares proeminentes. Além disso, recomenda-se um ligeiro torque negativo da coroa e uma rotação mesiopalatina para se assemelhar o mais possível a um canino natural[124] .

Além disso, é referido que não existem provas científicas de que um esquema oclusal seja melhor do que o outro. Assim, a orientação do canino pode ser construída através da orientação do pré-molar ou de uma função de grupo, através de uma ligeira extrusão do primeiro pré-molar superior[126]

.

4. Autotransplante do canino

O autotransplante pode ser efectuado como uma opção de tratamento quando: [128]

- O tratamento intercetivo é inconveniente ou falhou,

- O grau de má oclusão é demasiado grave para conseguir um

alinhamento ortodôntico, (ponta da coroa mesial à linha média do incisivo lateral ou angulação mesial superior a 55° ,

• Existe um espaço adequado para o canino

• O prognóstico é bom para o dente a ser transplantado e pode ser removido atraumaticamente.

• O paciente recusa uma terapia ortodôntica convencional

• Falha do alinhamento ortodôntico devido à imobilidade

O sucesso do prognóstico dos dentes transplantados depende dos seguintes factores: a condição do ligamento periodontal remanescente ligado ao dente dador extraído, a adaptação do dente dador ao alvéolo, a duração e o método de imobilização após o transplante e o momento do tratamento endodôntico dos dentes transplantados.[130,131,132,133]

Estudos recentes sobre o auto-transplante de caninos registaram taxas de sucesso de 38-58% ao longo de mais de 10 anos ,[134135] . Noutro estudo recente, Huth et al.[136] verificaram que a taxa de sucesso dos dentes auto-transplantados era de 74%, juntamente com uma elevada satisfação dos pacientes[137] . Recomendaram o autotransplante especialmente em pacientes adolescentes nos quais tratamentos alternativos, como implantes dentários, ainda não estão indicados, uma vez que os dentes autotransplantados aumentam ou, pelo menos, mantêm o nível ósseo e facilitam o fornecimento posterior de implantes dentários.

As complicações mais relevantes no autotransplante de dentes que afectam a taxa de sucesso são a reabsorção inflamatória ou de substituição[140] . A cicatrização periodontal é responsável pela reabsorção radicular após o autotransplante. Numa fase posterior do desenvolvimento, a raiz está completamente formada e as hipóteses de cicatrização pulpar e periodontal são reduzidas ,[3435] . A fase de desenvolvimento ideal para o autotransplante é quando a raiz está 50-75% formada[36] .

Em alguns estudos clínicos foi sugerido que a pré-aplicação de estímulos mecânicos nos dentes dadores poderia estimular o ligamento periodontal, prevenir a anquilose, reduzir os danos no ligamento periodontal e prevenir a reabsorção radicular após o reimplante ,[139140] .

Recentemente, Ru e Bai[143] relataram um caso de auto-transplante de canino superior em que o local de extração do canino decíduo foi preservado com uma prótese de titânio e uma membrana bioreabsorvível para evitar a reabsorção radicular e a anquilose.

O prognóstico do autotransplante canino ectópico em adultos é mau.

Na investigação de Schatz e Joho[144] em 20 caninos superiores transplantados, determinaram que a vitalidade da polpa permaneceu em 80% dos pacientes com idades compreendidas entre os 13 e os 20 anos, no entanto, todos os caninos impactados necessitaram de terapia de canal radicular no grupo etário dos 20 aos 48 anos. O tratamento endodôntico de dentes auto-transplantados com ápices fechados é considerado como análogo obrigatório de dentes avulsionados traumaticamente com ápices fechados[145] . Se o dente tiver um ápice aberto, é aceite uma estratégia de "esperar para ver" devido ao potencial considerável de revascularização[146] , que ocorre em até 100% destes dentes[141] . Nesse caso, o tratamento endodôntico é realizado apenas se forem detectados sinais de necrose pulpar ou reabsorção radicular[42] . Por outro lado, alguns autores sugerem uma estratégia de "esperar para ver" mesmo em casos com ápices fechados ,[147148] .

No estudo de Ahlberg et al.[148] , 30% dos 33 caninos superiores com formação radicular completa não necessitaram de tratamento endodôntico após uma média de 6 anos. (Figura 1)

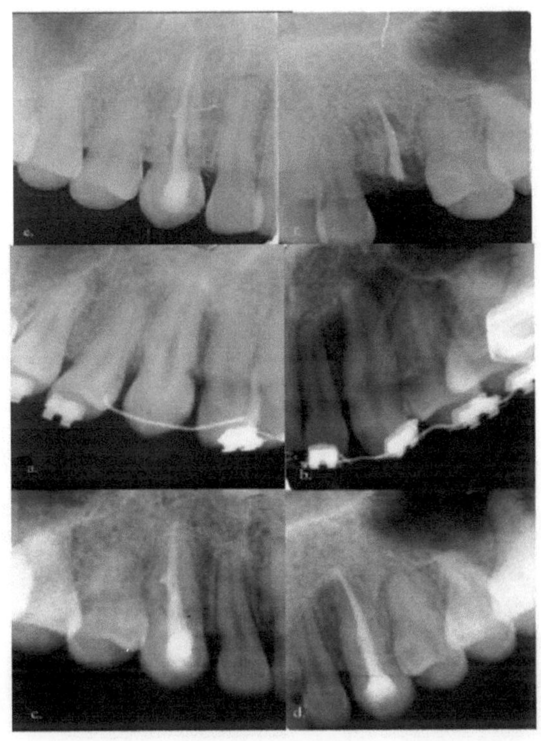

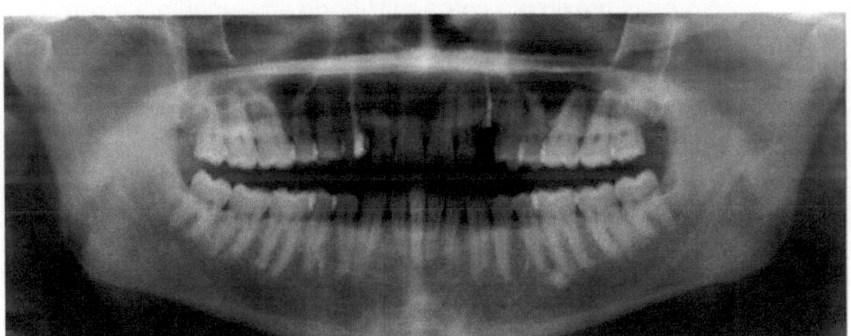

Figura 1. Os caninos impactados bilaterais foram tratados com

autotransplante num paciente adulto de 22 anos de idade. Foi seguida

uma estratégia de "esperar para ver" e a terapia de canal foi aplicada

97

após sete meses do autotransplante, uma vez que foi detectada reabsorção radicular externa. 10 anos após o tratamento, o paciente apresentou-se com o canino esquerdo partido devido a reabsorção radicular externa, no entanto não foi observada qualquer diferença no canino contralateral.

5. Exposição cirúrgica dos dentes e tratamento ortodôntico

A abordagem de tratamento mais desejável para o tratamento de caninos superiores impactados é o diagnóstico precoce e a interceção de uma potencial impactação. No entanto, na ausência de prevenção, os clínicos devem considerar a exposição cirúrgica e o alinhamento ortodôntico.

Esta opção de tratamento é recomendada quando: [149]

a. O paciente tende a usar aparelhos ortodônticos

b. O paciente está bem motivado e tem uma boa saúde dentária geral

c. O eixo longo do canino ectópico não é demasiado horizontal ou oblíquo. Quanto mais próxima a coroa estiver da linha média e a raiz da sutura palatina média, pior será o prognóstico para o alinhamento. [150]

d. Qualquer evidência de reabsorção radicular ou outra patologia é tal que é mais desejável preservar o canino. Por exemplo, se o incisivo lateral adjacente estiver reabsorvido e tiver um prognóstico muito mau, seria vantajoso tentar alinhar o canino impactado para substituir o incisivo lateral

Podem ser seguidas duas abordagens após a exposição cirúrgica: [151]

1. exposição cirúrgica para permitir a ocorrência de uma erupção natural

2. exposição cirúrgica com a colocação de um auxiliar

Exposição cirúrgica para permitir a ocorrência de erupção natural

Este método é frequentemente utilizado quando:

- o canino tem uma inclinação axial adequada e não precisa de ser verticalizado durante a sua erupção, o desenvolvimento da raiz ainda não está completo, pelo que a idade do paciente é importante O progresso da erupção do canino deve ser monitorizado com radiografias, utilizando pontos de referência como um dente adjacente ou o fio da arcada. Se o dente não erupcionar, recomenda-se a remoção de qualquer tecido cicatricial ao redor da coroa. As principais desvantagens desta abordagem são a erupção espontânea mas lenta dos caninos, o aumento do tempo de tratamento, a incapacidade de influenciar o trajeto da erupção e o risco de anquilosamento[151].

Exposição cirúrgica com colocação de um auxiliar

A orientação ortodôntica assistida cirurgicamente é necessária quando todas as possibilidades de erupção natural falharam. É preferível que seja efectuada pelo menos 6 meses após a conclusão do ápice radicular[152].

A duração deste tratamento ortodôntico varia de 12 a 36 meses, dependendo de vários factores, incluindo a idade do paciente, o apinhamento, a angulação e a posição buco-palatina do dente, a sua distância do plano oclusal e a saúde periodontal[153]. Se a inclinação do canino for superior a 45 graus em relação à linha média, o prognóstico do alinhamento piora. Quanto mais o canino precisar ser movido, pior será o diagnóstico para um resultado bem-sucedido. Ou o dente não deve estar anquilosado ou a raiz não deve estar dilacerada.[154]

É necessário um posicionamento correto da raiz e uma boa sobreposição vestibular para um resultado estável[155] . O prognóstico é pior em pacientes mais velhos do que em pacientes jovens, pelo que o diagnóstico precoce é essencial[156] . Os limites superiores de idade sugeridos para o alinhamento bem-sucedido de um canino não irrompido são 16 e 20 anos[157] . Em contraste, Nieri et al.[158] encontraram a posição dos caninos impactados mais próxima da posição fisiológica da arcada dentária em indivíduos mais velhos, o que afectou positivamente a duração do tratamento.

A abordagem combinada de tratamento de erupção forçada é efectuada em três fases[158] .

• Exposição cirúrgica do dente impactado

• Colocação de um acessório no dente

• aplicação da mecânica ortodôntica para alinhar os dentes impactados

Recomendam-se sobretudo duas abordagens no que diz respeito ao momento de colocação do acessório: [151]

1. O primeiro método é uma abordagem em duas etapas. Em primeiro lugar, o canino é descoberto cirurgicamente e a área é tapada com um penso cirúrgico para evitar o preenchimento dos tecidos à volta do dente.

Após a cicatrização da ferida, no prazo de 3 a 8 semanas, o penso é removido e, em seguida, é colado um acessório no dente impactado[159] . Esta abordagem é preferida quando a hemorragia compromete a colagem do acessório[160] .

2. O segundo método é uma abordagem de uma etapa, na qual o acessório é colocado no dente no momento da exposição cirúrgica. Este método é especialmente recomendado para dentes impactados palatalmente, o que ajuda o clínico a visualizar e controlar melhor a direção do movimento do dente quando a força de tração é aplicada.

Exposição cirúrgica do dente impactado

Durante a exposição cirúrgica de um dente impactado, deve ser removido apenas osso suficiente para a colocação de um braquete colado[151] . A excisão dos tecidos deve ser feita com cuidado e a junção cemento-esmalte (JCE) não deve ser exposta intencionalmente. Se for feita incorretamente, o dente não irrompido pode ficar com tecido queratinizado inadequado. Por conseguinte, a utilização de técnicas electrocirúrgicas ou de laser está contra-indicada para a exposição cirúrgica. Estes instrumentos são concebidos para a remoção de tecidos duros e moles, o contacto do instrumento com o dente pode levar a danos permanentes de qualquer tipo de tecido e/ou à desvitalização do dente.[161]

O principal indicador do sucesso do tratamento de caninos superiores impactados está relacionado com o resultado periodontal final[162] . Nos métodos anteriores, o osso radical era removido durante a exposição cirúrgica e todos os obstáculos ósseos eram removidos para facilitar o caminho para a erupção dentária.

A literatura mostra que o dano periodontal mais grave é a perda de osso de suporte, que está associada a procedimentos cirúrgicos mais pesados que envolvem a exposição do dente por baixo da junção cemento-esmalte (JCE)[163] . Por conseguinte, a exposição da JCE foi uma variável crítica e deve ser dada especial atenção durante a cirurgia ou aquando da colocação de um laço de arame com ou sem uma corrente de ouro.

Técnicas cirúrgicas para a exposição de caninos impactados

São eles -

1. Abordagem de janela (gengivectomia).

2. Retalho reposicionado apicalmente (ARF).

3. Técnica de erupção fechada com retalho (FCET).

4. Tração em túnel (TT).

Abordagem de janela

Trata-se essencialmente de um procedimento de gengivectomia. Quando utilizado para expor um canino impactado, o procedimento envolve a excisão de uma espessura total dos tecidos que cobrem o canino impactado, de modo a expor a incisal 1/2 a 2/3 da coroa.

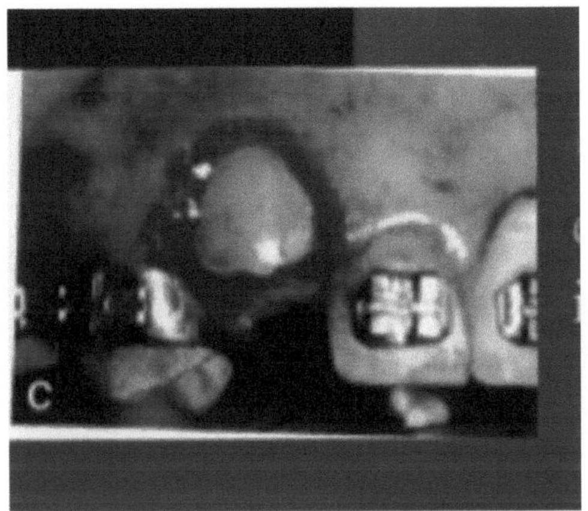

Fig ; 2 - Abordagem por janela

Indicação

Apenas nos casos em que, após a excisão da gengivectomia proposta, permaneça um colar de gengiva aderente de, pelo menos, 2-3 mm para o canino em erupção, no lado labial, os caninos que estão localizados muito baixo, no lado palatino, mesmo os caninos localizados "alto

Desvantagem:

A abordagem por janela não é recomendada para impacções "profundas

Procedimentos cirúrgicos para caninos impactados por via bucal

Incisão circular

Uma incisão que é feita imediatamente acima da coroa impactada no aspeto vestibular expõe a cripta óssea acima da gengiva anexada.

Vantagens

O acesso é fácil. Em muitos casos, a erupção ocorre naturalmente.

Desvantagens

O resultado periodontal é mau. Uma incisão que é feita logo acima da coroa impactada no aspeto vestibular expõe a cripta óssea acima da gengiva anexada.

Retalho reposicionado apicalmente [165]

Indicação

Caninos altos e superficialmente colocados na face vestibular.

Técnica

Um retalho pediculado contendo uma quantidade suficiente de gengiva aderida, sobrepondo-se ao dente impactado, é levantado utilizando duas incisões verticais e uma pequena incisão transversal. Este retalho é refletido e reposicionado apicalmente de modo a expor 1/2 a 2/3 da coroa. O retalho reposicionado é então suturado ao periósteo das regiões adjacentes. Deve ter-se o cuidado de assegurar que a junção CE do retalho a coroa não está exposta. Este método foi introduzido por Vanarsdall e Corn.

Na ausência do canino decíduo, o retalho mucogengival é levantado a partir da crista da crista que inclui a gengiva anexa. Se o dente decíduo estiver presente, toda a área de gengiva vestibular que o envolve é incluída no retalho e o próprio dente decíduo é extraído.

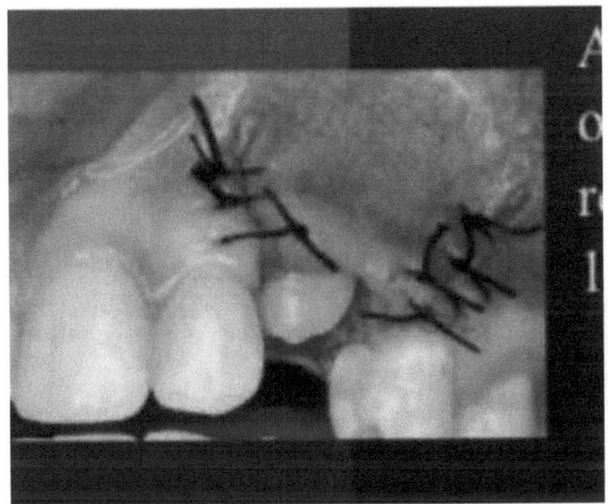
Fig : 3 - retalho reposicionado apicalmente

Limitações da ARF:

- Difícil quando o canino está localizado muito alto.

- Esta técnica não é ideal para caninos,

que se encontram muito profundamente no osso (caninos médio-alveolares

ou infra-ósseos).

O retalho reposicionado apicalmente pode ser um retalho de espessura

total ou um retalho de espessura dividida.

Fecho de retalho completo: (Técnica de erupção fechada)

Esta técnica é indicada para caninos que estão localizados muito "altos"

(tanto palatino como labial) e "profundos". Este procedimento foi proposto

por MC Bride (1979), e pode ser usado independentemente da altura do

canino. O dente erupciona em direção e através da área gengival anexa, que então se torna anexa ao dente e ao processo alveolar circundante. O dente irrompe em direção e através da área gengival anexa, que então se torna anexa ao dente e ao processo alveolar circundante.

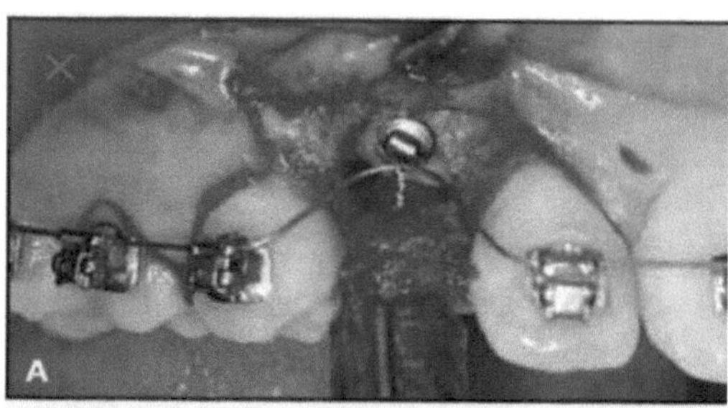

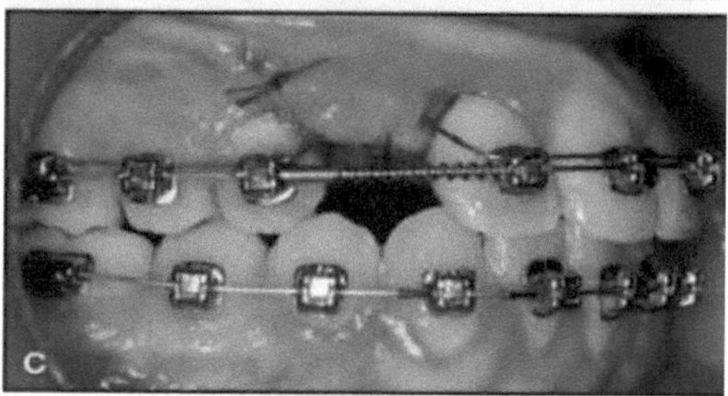

Fig 4 fecho completo da aba

Desvantagens

Um problema significativo com a técnica de erupção fechada é, às vezes, causado por uma má escolha do acessório ortodôntico bandado. Uma vez que a porção médio-bucal do dente é fácil de ser exposta e colada, o ortodontista pode ser tentado a usar um braquete convencional nesse caso (Wong lee & Wong, 1985), devido à proeminência vestibular do dente, à falta de osso vestibular e à relativa rigidez do retalho substituído.

Assim, os braquetes convencionais volumosos, largos e de perfil alto podem causar danos ao tecido mucogengival, o que pode levar à rutura dos tecidos sobrejacentes, causando deiscência ou "buttonholing". O ortodontista deve avaliar 4 critérios para determinar o método correto para destapar o dente.[166]

- Avaliar a posição labiolingual da coroa do canino impactado.

A posição vertical do dente em relação à junção mucogengival

- A quantidade de gengiva na área do canino afetado.

- Posição mesiodistal do canino

Tração em túneis

As indicações para a tração em túnel são as mesmas que as da técnica de erupção fechada com retalho, ou seja, caninos altos e profundos. Esta técnica é particularmente indicada nos casos em que o canino decíduo é mantido.

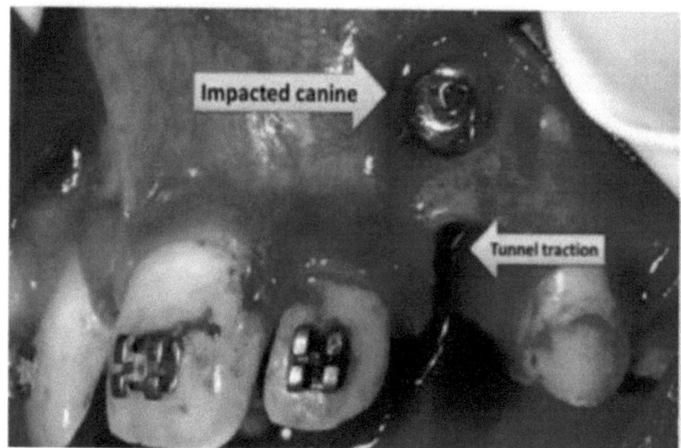

Fig 5 : - Tração em túnel

As várias etapas da tração do túnel são:

• Refletir um retalho mucoperiosteal de espessura total sobre o canino impactado. Cortar uma janela no osso cortical para expor 1/2 a 2/3 da coroa do canino. Não expor a junção CE. Colar um acessório ortodôntico à coroa exposta. Extrair o canino decíduo retido

• Introduzir uma broca cirúrgica longa e fina no alvéolo do canino decíduo e criar um túnel intraósseo para alcançar a ponta da coroa exposta do canino permanente. Este túnel, portanto, forma uma extensão do alvéolo do canino decíduo.

Durante o procedimento cirúrgico, deve ter-se o cuidado de não remover completamente o folículo pericoronário, mas de o conservar tanto quanto possível, removendo apenas a área onde o acessório vai ser colado. Se o folículo for completamente removido e a erupção espontânea ocorrer, o epitélio oral crescerá pelos lados da abertura. Ele então se fixará mais apicalmente no dente do que o normal, e o resultado será uma fixação gengival comprometida. O dente erupcionado terá uma coroa clínica mais longa e uma altura alveolar reduzida. Se o folículo estiver presente, ele se funde com a mucosa oral, imitando a erupção normal, levando ao estabelecimento de uma inserção gengival normal (Crescini et al 1995).

Anexos utilizados

- Ilhó soldado em material de banda revestido com malha de aço inoxidável, cortado e torneado à medida de um pequeno suporte.

- Braquetes ortodônticos standard

- Fios de laço

- Pinos roscados.

- Bandas ortodônticas

- Furo efectuado na ponta da cúspide

- Ímanes

- Fios de ligadura

- Corrente de ouro

Fios de laço (Shapria & Kuftinec-Angle 1981)

Antes de meados dos anos 60, era utilizado como fixação um fio de laço ligeiramente torcido à volta da junção cemento-esmalte.

Desvantagem:

- Provoca irritação da gengiva.

- Evita a reinserção do tecido cicatrizado

- Causa reabsorção externa e anquilose na área

da junção cemento-esmalte

Pinos roscados

O sistema diferente de pinos roscados para dar retenção à amálgama e aos compósitos foi utilizado no passado (Kettle, 1958), (Becker & Zilberman, AJO1978)[167] mas foi ultrapassado.

Desvantagens

- Invasivo do ponto de vista dentário, necessitando de uma restauração posterior.

- Devido às dificuldades de acesso a diferentes dentes impactados, houve perda de orientação do eixo longo, causando danos pulpares

A classificação e as técnicas de tratamento serão apresentadas em pormenor de acordo com a posição dos caninos maxilares impactados:

Bandas ortodônticas

As bandas ortodônticas pré-formadas substituíram os fios de laço. Mas a sua aplicação exigia uma grande remoção cirúrgica dos tecidos, um controlo adequado da hemorragia e da contaminação. Com o advento da colagem do esmalte, este método tornou-se obsoleto.

Braquetes ortodônticos standard

Os braquetes padrão edgewise ou Begg podem ser usados como acessórios. Mas a base do braquete convencional é larga e rígida e, portanto, a colagem em qualquer parte do dente, exceto na região médio-bucal, resulta em falha de colagem (Becker 1996)

Laços e módulos elásticos

Ao atar o fio elastomérico, o nó tende a soltar-se e grande parte da força original da atadura perde-se com este afrouxamento. A força necessária para o movimento do dente diminui num período de 1 a 3 semanas, dependendo da quantidade de tensão aplicada, de acordo com Lu et al {1993} e Stone et al {1994}.

A aplicação de um fio de arco flexível e de uma ligadura elástica é contraproducente, uma vez que a elasticidade daquele que exerce a força mais forte será efetivamente neutralizada e não oferecerá qualquer vantagem física sobre a ligadura de aço. (Shapira & Kuffinec {1981})[168]

Ímanes

Sandlerb e Vardimon utilizaram ímanes no tratamento de caninos impactados.

Vantagens

- Força fisiológica contínua baixa
- Erupção nos três planos

- Imita a erupção normal

- Reduz a inflamação gengival

- Reduz a recessão óssea.

Considerações ortodônticas[169]

O prognóstico de um dente impactado palatino depende de vários factores, tais como a posição do dente impactado em relação aos dentes vizinhos, a sua angulação, a distância que o dente tem de ser movido e a presença de anquilose.

Em geral, os caninos impactados horizontalmente ou anquilosados são os mais difíceis de tratar e têm o pior prognóstico.

Molas auxiliares para o movimento canino

Fonte da Balista (Jacoby 1979)[170]

São utilizados fios rectangulares para fazer a mola da balista. Esta move-se para a frente e depois dobra-se verticalmente para baixo e termina num pequeno laço. Este, por sua vez, fornece uma força extrusiva para que os caninos irrompam. Se o dente impactado for resistente ao movimento ou se a distância para o dente se mover for maior, isso levará a um torque lingual da raiz do molar, levando assim à perda de ancoragem. Por isso, é utilizado um TPA.

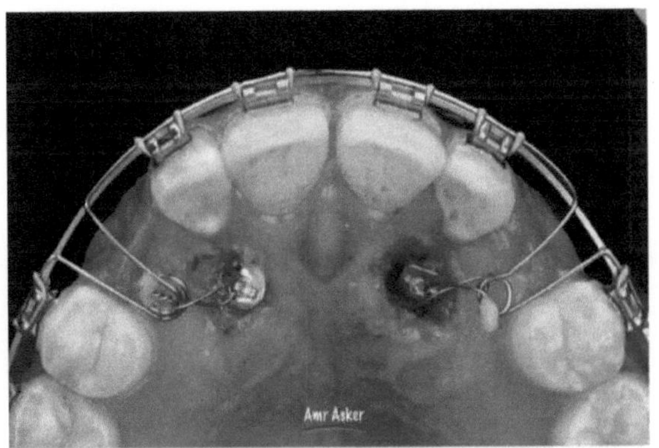

Fig 6 - Mola da balista

Arco palatino ativo [Becker1978]

É feito de um fio do arco palatino de 0,020 polegadas com uma ansa ómega inserida bilateralmente. Assim, a ativação deste fio é feita através da elevação do fio palatino ativado para baixo e, em seguida, a ligação com uma ligadura de rabo de porco.

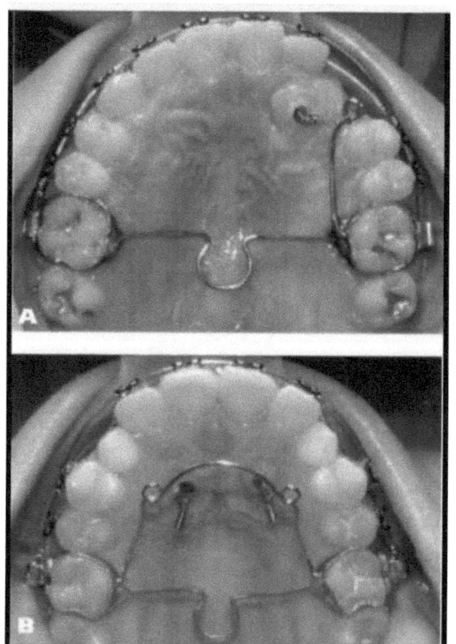

Fig. 7 - Arco palatino ativo

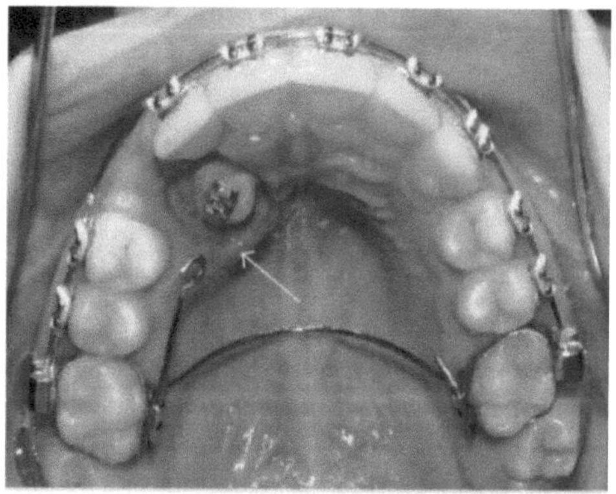

Fig 8 - Arco palatino ativo

Arco Labial Auxiliar Ligeiro [Kornhauser1996]

É composto por um fio redondo de aço inoxidável de 0,014 polegadas com laços verticais na área do canino afetado em ambos os lados. Este laço tem uma pequena hélice. Este é atado com o fio da arcada basal em forma de "piggyback". Se o fio da arcada basal não for usado, isso levará à extrusão do dente adjacente e causará alteração do plano oclusal.

Sistema Cantilever Jco 00 Nov

Um desenho típico de cantilever é um fio totalmente encaixado no suporte de um dente e amarrado num ponto de contacto a outro dente. Um momento e uma força são criados no dente em que o fio está totalmente encaixado, enquanto que apenas uma única força é desenvolvida na outra extremidade do cantilever - o lado do ponto de contacto único.

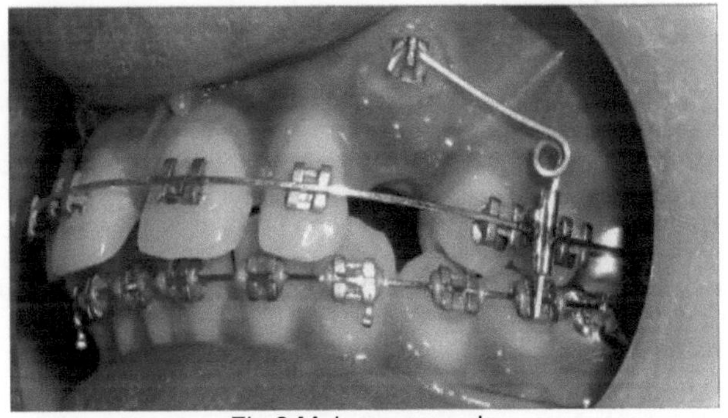

Fig 9 Mola em consola

Cantilever bilateral

Em casos que requerem mais ancoragem, como caninos impactados bilateralmente, um cantilever composto TMA de 0175" X .025" pode ser soldado diretamente a um arco transpalatino TMA de .032" 032". TMA transpalatino entre os braquetes molares linguais de 0.032". Tal como com o cantilever unilateral, as activações podem ser feitas para gerar forças extrusivas seguidas de movimento vestibular. A combinação de um fio de arco vestibular rígido e o arco transpalatino proporciona um controlo superior das forças reactivas e uma excelente ancoragem.

Erupção de caninos impactados com um australiano. Arame em arco helicoidal - Christine Hauser

O fio de arco helicoidal australiano é colocado nas ranhuras do bracket e ativado passando a ligadura de aço através da hélice incisal. A ligadura é então torcida até que a deflexão correta seja alcançada e a força desejada seja aplicada ao dente impactado. A força não deve exceder 200g. A ativação adicional é feita de duas em duas semanas, torcendo a ligadura de aço algumas voltas até que a ponta da coroa fique exposta. Isto deve manter a força eruptiva entre 150g e 200g - o suficiente para ultrapassar a resistência dos tecidos moles e do osso. Quando a coroa clínica estiver visível, a força pode ser reduzida para entre 60g e 150g, e o paciente pode então ser observado a cada quatro semanas. A erupção final pode ser efectuada com um fio de níquel titânio ou um fio elastomérico.

A Mola K-9 para Alinhamento de Caninos Impactados - (Varun kalra Jco Out 00) [171]

A mola K-9 é feita de fio TMA .017" X 025", que pode ser ativado duas vezes mais do que o aço inoxidável antes de sofrer uma deformação permanente, enquanto produz menos de metade da força. O braço horizontal da mola é inserido no tubo vestibular do primeiro molar e nos brackets do pré-molar. Cerca de 7 mm mesialmente ao primeiro braquete pré-molar, o braço horizontal é dobrado 90° para baixo para formar um braço vertical, que tem cerca de 11 mm de comprimento e termina numa hélice.

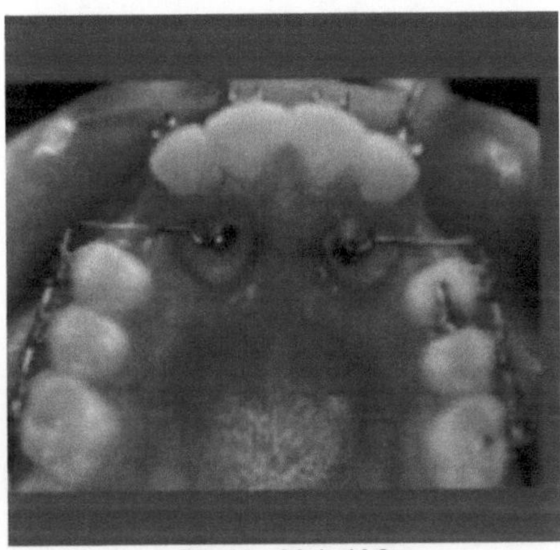

Fig 10 - Mola K-9

Forças Eruptivas Verticais Intra-Arco

Uma ligadura de aço inoxidável atada a um Monkey Hook é direcionada verticalmente através desta hélice. A ligadura é então atada ao ilhó de uma mola superelástica em espiral fechada presa ao primeiro molar. Se não houver necessidade de ancoragem na arcada oposta, podem ser obtidas forças eruptivas verticais intra-arco utilizando molas helicoidais superelásticas. Uma hélice horizontal é dobrada.

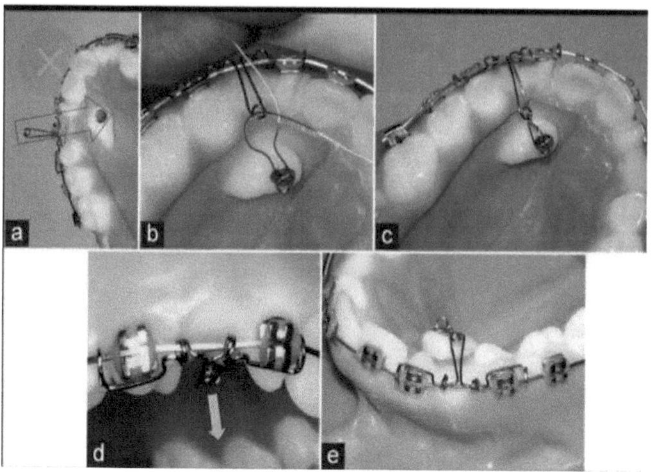

Fig. 11 Forças verticais

Impactações palatinas versus labiais

A taxa de incidência da impactação palatina é de pelo menos 3:1 e até 6:1 quando comparada com a impactação labial. As impacções labiais têm geralmente uma angulação vertical mais favorável, enquanto os caninos impactados palatalmente são mais frequentemente inclinados numa direção horizontal/oblíqua.[172,173]

Jacoby determinou que 85% dos caninos impactados palatalmente tinham espaço suficiente na arcada dentária, enquanto apenas 17% dos caninos superiores não irrompidos labialmente pareciam ter espaço suficiente para a erupção. Consequentemente, ele afirmou que a deficiência no comprimento da arcada é o principal fator causal dos caninos impactados labialmente.

Os caninos ectópicos posicionados labialmente podem irromper frequentemente no alto do sulco ou do rebordo alveolar, por si só, sem exposição cirúrgica ou tratamento ortodôntico. Ao contrário, os caninos impactados palatalmente raramente irrompem sem intervenção devido à espessura da cortical palatina e também à mucosa palatina densa, espessa e resistente.[174]

8.5. Tratamento de caninos com impacto ibial

O canino maxilar impactado labialmente está frequentemente posicionado num ponto alto do osso alveolar e irrompe através da mucosa alveolar. Tem sido salientado que os caninos impactados labialmente são mais difíceis de tratar sem a ocorrência de problemas periodontais adversos.

Por conseguinte, deve ser dada especial atenção à técnica cirúrgica, à colocação da gengiva marginal, ao controlo da inflamação, à magnitude da força, à cirurgia atraumática e à fixação gengival adequada.[175]

Geralmente, são utilizadas 3 técnicas para descobrir um canino maxilar impactado labialmente [176]

i. Descobrimento excisional (gengivectomia)

ii. Retalho posicionado apicalmente

iii. Técnicas de erupção fechada

O ortodontista deve orientar corretamente o cirurgião para selecionar uma técnica adequada. Se a técnica correta de desobturação for escolhida, o processo de erupção pode ser simplificado, resultando em um resultado previsivelmente estável e estético. Quatro critérios devem ser avaliados pelo ortodontista para determinar o método apropriado de desobturação do dente antes de encaminhar um paciente para exposição cirúrgica. Primeiro, a posição labiolingual da coroa do canino impactado deve ser determinada.

Se o dente estiver impactado labialmente, então qualquer uma das 3 técnicas pode ser realizada, uma vez que normalmente há pouco ou nenhum osso a cobrir a coroa do canino impactado.

No entanto, se o dente estiver impactado no centro do alvéolo, uma abordagem excisional e um retalho posicionado apicalmente são geralmente mais difíceis de realizar, pois pode ser necessária uma grande quantidade de remoção óssea da superfície vestibular da coroa.

O segundo critério a ser avaliado é a posição vertical do dente em relação à junção mucogengival. Qualquer uma das 3 técnicas pode ser escolhida para descobrir o dente, se a maior parte da coroa do canino estiver posicionada coronal à junção mucogengival. (Figura 12)

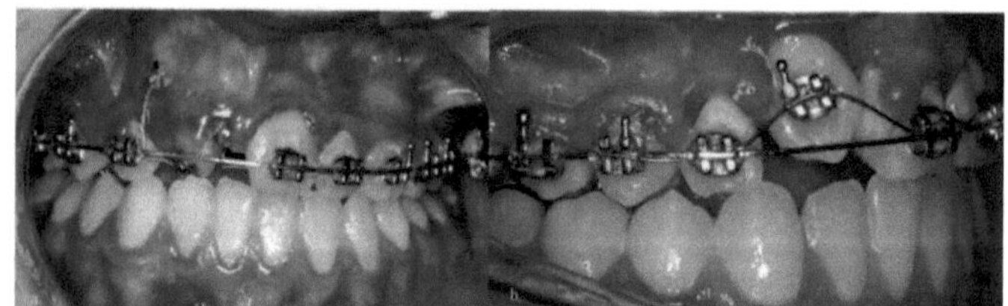

Figura 12. Foi realizada uma técnica de retalho fechado para a erupção do canino superior e foi aplicada tração ortodôntica para alinhar o canino na posição lateral...

Quando a coroa do canino está posicionada apicalmente à junção mucogengival, a abordagem mais apropriada é a técnica de erupção fechada, pois forneceria gengiva adequada sobre a coroa e evitaria a reintrusão do dente a longo prazo[177] . A técnica excisional seria inadequada, porque resultaria na ausência de gengiva sobre a superfície vestibular do dente após o término da erupção. Um retalho posicionado apicalmente também seria inadequado, pois causaria uma possível reintrusão e instabilidade da coroa do dente após o tratamento ortodôntico[178] .

O terceiro critério a avaliar é a quantidade de gengiva aderida na área do canino impactado. A criação e preservação da faixa de gengiva aderida é muito importante para a saúde periodontal no tratamento de dentes impactados labialmente[179] .

A única técnica que previsivelmente produziria mais gengiva seria um retalho posicionado apicalmente, se não houvesse gengiva suficiente na área do canino. Caso contrário, pode ocorrer recessão mucogengival e perda óssea alveolar.

Qualquer uma das 3 técnicas poderia ser selecionada, se houvesse gengiva suficiente para proporcionar pelo menos 2 a 3 mm de gengiva aderente sobre a coroa do canino após a sua erupção.[180]

O último critério a ser avaliado é a posição mesiodistal da coroa do canino. Um retalho posicionado apicalmente deve ser preferido se a coroa estiver posicionada mesialmente e sobre a raiz do incisivo lateral, uma vez que pode ser difícil mover o dente através do alvéolo, a menos que ele esteja completamente exposto. Nessa situação, a erupção fechada ou a descoberta excisional geralmente não seriam recomendadas[180] .

Existem relatos contraditórios na literatura relativamente à técnica de retalho posicionado apicalmente e à técnica de erupção fechada. Infelizmente, alguns relatórios e estudos não conseguiram distinguir que a técnica "aberta" é diferente de uma abordagem com retalho posicionado apicalmente. Existem provas conclusivas de que uma abordagem de erupção aberta através de gengiva não queratinizada deve ser evitada. A ausência de uma faixa adequada de gengiva aderida ao redor do canino em erupção pode causar inflamação do periodonto. Vanarsdall e Corn enfatizaram que é arriscado movimentar os dentes na presença de inflamação. Além disso, Caprioglio et al. afirmaram que é necessário usar técnicas cirúrgicas conservadoras e sistemas ortodônticos que imitem o padrão natural de erupção, a fim de alcançar um estado periodontal adequado.[181 , 184]

Recomenda-se um retalho reposicionado apicalmente ou técnicas de erupção fechada através de tecido gengival queratinizado[185] . Se o tecido for demasiado fino para ser dissecado como um enxerto de espessura parcial, um enxerto de pedículo reposicionado lateralmente ou um enxerto gengival livre podem ser realizados inicialmente para aumentar a espessura da gengiva queratinizada.

Após cerca de 30 a 60 dias ou após a cicatrização completa do tecido enxertado, o dente pode ser exposto, colado e pode ser aplicada tração ortodôntica.

Vernette et al.[178] compararam os resultados estéticos e periodontais entre o retalho reposicionado apicalmente e as técnicas de erupção fechada de descoberta cirúrgica de dentes maxilares impactados labialmente (incisivos e caninos). Concluíram que as diferenças de ligação periodontal entre os dentes não cobertos e os contralaterais não foram clinicamente significativas nos grupos do retalho posicionado apicalmente ou da erupção fechada.

No entanto, os dentes anteriores maxilares com impactação labial descobertos com uma técnica de retalho posicionado apicalmente têm mais sequelas inestéticas do que os dentes com técnica de erupção fechada. Também foram detectados efeitos adversos no tratamento com a técnica de retalho posicionado apicalmente, tais como o aumento do comprimento da coroa clínica, a largura do tecido aderente, a cicatrização gengival e a recidiva intrusiva, uma vez que a ligação da mucosa tende a puxar a coroa do dente apicalmente.

No entanto, na literatura, as desvantagens da técnica de erupção fechada foram referidas como aumento do tempo de tratamento, procedimentos cirúrgicos adicionais, diminuição do controlo do movimento dentário, bem como respostas periodontais adversas

As vantagens do enxerto posicionado apicalmente são o facto de ser minimamente invasivo, proporcionar um movimento dentário controlado (mesmo a uma profundidade elevada na vestibular), evitar folículos císticos e diminuir o tempo de tratamento. Também evita a anquilose se a colagem for adiada por 1 semana. Foi relatado que apenas 4 a 5 meses foram suficientes para a erupção de dentes impactados labialmente na arcada com enxertos posicionados apicalmente, mesmo em casos graves[186] .

No artigo de Vanarshdal, concluiu-se que não foram determinadas respostas adversas com dentes descobertos labialmente com enxertos que foram deixados abertos e activados uma semana mais tarde. A exposição cirúrgica com atenção cuidadosa aos tecidos periodontais e alinhamento ortodôntico adequado, sem fechamento intencional com tecido mole, poderia fornecer um resultado mais previsível para os pacientes. Também foi enfatizado que o enxerto pedicular é necessário na face vestibular da maxila. O procedimento de reposicionamento gengival, como descrito anteriormente, não criou um resultado periodontal comprometido, e os dentes tratados eram indistinguíveis dos não tratados. Vanarshdal afirmou que a técnica de erupção fechada não era superior à técnica de retalho reposicionado apicalmente, como resultado desses dados baseados em evidências.

Para além destas três técnicas comuns explicadas acima, a aplicação da técnica do túnel pode ser indicada nas seguintes situações:

i. Se existirem caninos decíduos persistentes com caninos impactados ou espaço disponível na arcada dentária e

ii. Viabilidade da tração direta do canino impactado para o centro do rebordo alveolar, conforme avaliado nos registos radiográficos de diagnóstico, para reproduzir o padrão de erupção fisiológico do canino.

Tratamento dos caninos com impacto palatino

A impactação mais comum encontrada pelos ortodontistas é a impactação palatina dos caninos superiores (95-Stellzig et al., 1994). Nas impactações palatinas, é fundamental reconhecer que todo o palato é coberto por mucosa especializada e não é necessário um enxerto[187] . Os métodos cirúrgicos mais utilizados para expor o canino impactado são:

1. Exposição cirúrgica aberta e permissão de erupção natural

2. Exposição cirúrgica aberta e tamponamento com subsequente colagem de um auxiliar

3. exposição cirúrgica fechada com a colocação de um acessório auxiliar no intra-operatório.

O primeiro método é mais adequado se o canino tiver a inclinação correta e erupcionar espontaneamente. Schmidt[188] sugeriu descobrir precocemente os caninos impactados palatinos, durante a dentição mista, para encorajar a erupção autónoma, sem intervenção ortodôntica.

Relataram que o tempo total de tratamento é reduzido com resultados periodontais e estéticos superiores, uma vez que os níveis ósseos e os níveis de fixação melhoraram no canino e no incisivo lateral e também ocorreu pouca ou nenhuma reabsorção radicular nos incisivos laterais.

Kokich e Mathews também recomendaram um momento mais precoce para a descoberta de caninos impactados palatinos antes de iniciar o tratamento ortodôntico. Em alguns casos, a exposição cirúrgica pode ser efectuada durante a dentição mista tardia. Primeiro, eleva-se um retalho mucoperiosteal de espessura total e, em seguida, todo o osso sobre a coroa é removido até a junção cemento-esmalte.

De seguida, o retalho é devolvido e é feito um orifício através do retalho gengival. Se o dente estiver muito posicionado no palato, pode ser colocado um penso sobre a área exposta no retalho.

Embora tenha sido observado que a erupção autónoma ocorre dentro de 6 a 9 meses de pós-operatório, não existe atualmente nenhum relatório na literatura que apoie esta afirmação[189] . Após a erupção dos caninos até o nível oclusal, um acessório pode ser colado para o tratamento ortodôntico posterior.

A segunda abordagem é a técnica de erupção em "janela aberta", na qual um retalho é elevado e uma quantidade suficiente de osso é removida para expor a ponta da coroa impactada a ser colada. O retalho é então reposicionado e suturado com uma pequena "janela" cortada no retalho do tecido mole palatino, cobrindo a coroa embutida com um penso cirúrgico. Para proporcionar um bom prognóstico periodontal, deve ser dada especial atenção à manutenção da gengiva aderida ao dente impactado.

Uma semana depois, no pós-operatório, o pacote é removido e um acessório é colado com tração subsequente usando um aparelho fixo. Há

alguma evidência de que o estado periodontal pode estar comprometido[190]

. (Figura 13)

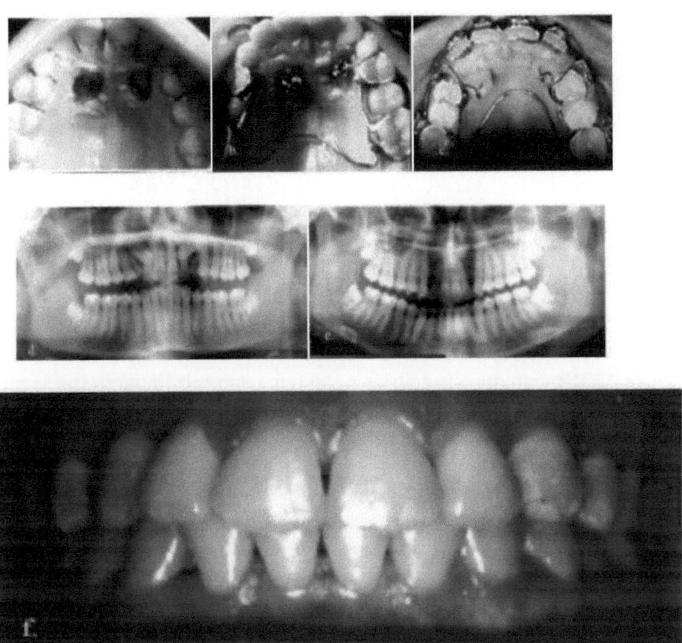

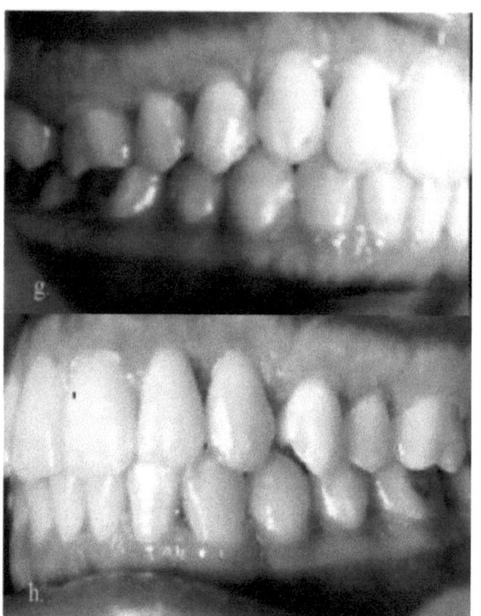

Figura 13. Os caninos superiores palatinos bilaterais impactados foram desobstruídos por técnica cirúrgica aberta, o tracionamento ortodôntico foi realizado por molas balistas. O alinhamento dos caninos superiores bilaterais durou 4,5 anos.

A terceira opção é a técnica de erupção fechada. Se um canino estiver associado a uma reabsorção grave da raiz do incisivo, uma exposição aberta não é indicada, uma vez que põe em perigo a vitalidade e a existência do incisivo. Nesse caso, uma técnica de erupção fechada proporcionaria a ambos os dentes um estado vital[191].

Normalmente, a revelação de um canino impactado palatino ocorre após os primeiros 6 a 9 meses de alinhamento ortodôntico da dentição maxilar. Nesta técnica, em primeiro lugar, um retalho mucoperiostal é refletido e um mínimo de osso é removido para revelar o folículo, que é aberto apenas no ponto mais superficial. O osso não é removido do colo do dente, nem mais tecido folicular do que o essencial para a colagem, e muito menos até à junção cimento-esmalte[68] . Um pequeno ilhó, enfiado com fio de ligadura torcido macio de calibre 0,012", é então colado enquanto a hemostasia é mantida. O retalho é então suturado totalmente para cobrir toda a ferida e a área exposta, com o fio de ligadura torcido passando pelo retalho em um ponto estrategicamente posicionado para permitir a tração na direção que será confirmada quando o ortodontista realmente vir o dente in situ. Geralmente, o tracionamento ortodôntico inicia-se logo após a cirurgia em direção ao local edêntulo[192] .

Por outro lado, se não for removido osso suficiente, o dente não se moverá e o ortodontista poderá suspeitar de anquilose.

No entanto, a incidência de caninos superiores anquilosados é baixa. No caso de remoção óssea insuficiente sobre o dente impactado, o dente não será capaz de reabsorver o osso sobre a coroa de forma eficiente, pois o folículo dentário é desinflado e removido.

Quando é aplicada uma força, o esmalte da coroa impactada entra em contacto com o osso, mas não existem células no esmalte para reabsorver o osso. Por conseguinte, a reabsorção acabará por ocorrer lentamente através de necrose por pressão.

A técnica de erupção fechada é uma abordagem mais conservadora, no entanto, se ocorrer uma falha na ligação, é necessária uma reexposição.

Além disso, a colagem direta do canino impactado durante a cirurgia pode causar lesões nos tecidos moles devido à contaminação do condicionamento ácido. Becker et al.[191] sugeriram a utilização de um ilhó colado numa posição médio-bucal na coroa do dente impactado durante a cirurgia, uma vez que estes têm a taxa de sucesso mais elevada.

Becker e Chausu afirmaram que a morbilidade é menor na abordagem de erupção fechada do que nos procedimentos abertos, uma vez que a cicatrização é mais rápida, a dor pós-operatória é consideravelmente reduzida e a hemorragia pós-cirúrgica é praticamente eliminada.

Existe uma controvérsia na literatura relativamente ao resultado periodontal da exposição cirúrgica aberta ou fechada e subsequente alinhamento ortodôntico dos caninos deslocados palatalmente[193] . Acredita-se que a saúde periodontal fica comprometida quando a mucosa palatina é excisada com uma técnica aberta[52] . No entanto, numa revisão sistemática, Parkin et al.[194] não encontraram provas sólidas para apoiar uma técnica cirúrgica em detrimento da outra.

Também em estudos recentes ,[195196] que avaliaram as diferenças nos resultados periodontais de caninos deslocados palatalmente (PDC) expostos com uma técnica cirúrgica aberta ou fechada, não foram determinadas diferenças significativas no estado periodontal pós-tratamento dos caninos e dentes adjacentes entre as técnicas. Ambos os métodos de tratamento foram considerados aceitáveis para o tratamento do canino impactado palatino. Além disso, Smailine et al.,[196] concluíram que o estado periodontal pós-tratamento e o nível de suporte ósseo não dependiam da idade dos pacientes no início do tratamento, da duração do tratamento ou da localização horizontal e vertical inicial do canino impactado.

REFERÊNCIAS

1. Orban's Oral Histology And Embryology Fifteenth Editio G S Kumar, Bds, Mds (Oral Path) Elsevier,

2. Jc Malta , Mechanisum Of Tooth Eruption Ned Tijdschr Tandheelkd. 2014 Apr;121(4):209-14.

3. Sandy C. Marks, Jr. E Hubert E. Schroeder Tooth Eruption: Teorias e Factos O Registo Anatómico 245~374-393 (1996)

4. Verma N, Bansal A, Tyagi P, Jain A, Tiwari U, Gupta R. Eruption Chronology In Children: Um estudo transversal. Int J Clin Pediatr Dent 2017;10(3):278-282).

5. Al-Zoubi H, Alharbi Aa, Ferguson Dj, Zafar Ms. Frequência de dentes impactados e categorização de caninos impactados: Um Estudo Radiográfico Retrospetivo Utilizando Ortopantomogramas. Eur J Dent 2017;11:117-21.

6. Nitubroto **Biswasl**, Soma Halder **Biswas2**, Ajoy Kr Shahi3 Canino com Impacto Maxilar: Diagnóstico e diretrizes de gestão orto-cirúrgica contemporânea Revista internacional de estudos científicos | janeiro de 2016 | Vol 3 | Número 10

7. Marisela M. Bedoya, Dmd, Dhsc; Jae Hyun Park, Dmd, Msd, Ms, Phd Uma revisão do diagnóstico e do tratamento de caninos maxilares impactados Jada, Vol. 140 Http://Jada.Ada.Org dezembro de 2009

8. Belma I§ik Asian And Neslihan Üçüncü Considerações Clínicas E Tratamento De Dentes Caninos Maxilares Impactados

Http://Dx.Doi.Org/10.5772/59324

9. Profitt Wr: Contemporary Orthodontics, St Louis, Cv Mosby, 1986

10. K Nagahara, S Yuasa, A Yamada, K Ito, O Watanabe, T Iizuka, M
    Sakai, H UtidaEstudo etiológico da relação entre dentes permanentes
    impactados e má oclusão Aichi Gakuin Daigaku Shigakkai Shi
    1989 Dec;27(4):913-24.)

11. Kaczor-Urbanowicz K, Zadurska M, Czochrowska E. Dentes
    impactados: Uma Perspetiva Interdisciplinar

12. Morris CR, Jerman AC. Levantamento radiográfico panorâmico: um
    estudo de terceiros molares inclusos. J Oral Surg 1971;29:122-5

13. Aitasalo K, Lehtinen R, Oksala E. Um estudo ortopantomográfico da
    prevalência de dentes impactados. Int J Oral Surg 1972;1:117-20

14. Yaacob H, Nambiar P, Naidu MD. Caraterísticas raciais dos dentes
    humanos com especial ênfase na dentição mongóide. *Malays J
    Pathol.* 1996;18:1-7.

15. Reddy KVG, Prasad KVV. Prevalência de impacções de terceiros
    molares na população urbana de 22-30 anos no Sul da Índia:
    Anepidemological study. *J Indian Dent Assoc.* 2011;5:609-11.

16. Al-Anqudi SM, Al-Sudairy S, Al-Hosni A, Al-Maniri A. Prevalência e
    padrão de impactação do terceiro molar - um estudo retrospetivo de
    radiografias em Omã. *Sultan Qaboos University Med J.*
    2014;14(3):e388-e92.

17. J. R. Herrera-Atoche, S. Diaz-Morales, G. Colome-Ruiz, M.Escoffie-Ramirez, e M. F. Orellana, "Prevalência de anomalias dentárias numa população mexicana," *Dentistry 3000,* vol. 2, no. 1, pp. 1-5, 2014.

18. A.M. Aktan, S. Kara,F.Akg "u∩Гu, and S.Malkocᵢ , "The incidence of canine transmigration and tooth impaction in a Turkish subpopulation," *European Journal of Orthodontics,* vol. 32, no. 5, pp. 575-581,2010.

19. Bandar Alyami a,*, Ramat Braimah b, Saeed Alharieth Prevalência e padrão de caninos impactados em Najran, população do sudoeste da Arábia Saudita Saudi Dental Journal (2020) 32, 300-305

20. Jain S, Debbarma S. Padrões e prevalência de anomalias caninas em pacientes ortodônticos. Med Pharm Rep 2019; 92:72-78.

21. Pooja Umaiyal M, Srirengalakshmi, Jaiganesh Ramamurthy, Prevalência de impactação canina na população de Chennai, J Res Med Dent Sci, 2021,9 (1): 8-14.

22. FCS Chu TKL Li VKB Lui PRH Newsome RLK Chow LK Cheung Prevalência de dentes impactados e patologias associadas - um estudo radiográfico da população chinesa de Hong Kong Hong Kong Med J Vol 9 No 3 junho 2003

23. Mai Lin Lovgren, Olivia Dahl, Pamela Uribe Maria Ransjo e Anna Wasteland Prevalência de caninos superiores impactados - um estudo epidemiológico numa região com tratamento intercetivo implementado sistematicamente *European Journal of Orthodontics,*

2019, 1-6

24. Ahl F, Grabowski R. Deslocação do canino maxilar e predisposição geneticamente determinada para o desenvolvimento perturbado da dentição. J Orofac Orthop 2003; 64:167-177

25. Sacerdoti R, Baccetti T. Caraterísticas dento-esqueléticas associadas ao deslocamento palatino unilateral ou bilateral dos caninos superiores. Angle Orthod 2004; 74:725-732.

26. Jain S, Debbarma S. Padrões e prevalência de anomalias caninas em pacientes ortodônticos. Med Pharm Rep 2019; 92:72-78.

27. Bass TB. Observações sobre o dente canino superior mal posicionado. Dent Pract Dent Rec 1967; 18:25-33

28. Peck S, Peck L, Kataja M, et al. Prevalência de agenesia dentária e incisivo lateral superior em forma de cavilha associados à anomalia do canino deslocado palatalmente (PDC). Am J Orthod Dentofacial Orthop 1996; 110:441443.

29. Kim Y, Hyun HK, Jang KT, et al. A posição das impacções do canino maxilar e os factores influenciados pela reabsorção radicular adjacente na população coreana. Eur J Orthod 2012; 34:302-306.

30. Zhong YL, Zeng XL, Jia QL, et al. Investigação clínica de canino maxilar impactado. Chin J Stomatology 2006; 41:483-485

31. Sharmila R. Incidência de canino impactado usando ortopantomograma. J Pharm Sci 2016; 8:921

32. Chu FCS, Li TKL, Lui VKB, et al. Prevalência de dentes impactados e

patologias associadas - Um estudo radiográfico da população chinesa de Hong Kong. Hong Kong Med J 2003; 9:158-163.

33. Grover PS, Lorton L. A incidência de dentes permanentes não irrompidos e casos clínicos relacionados. Oral Surg Oral Med Oral Pathol 1985; 59:420425.

34. Aydin U, Yilmaz HH, Yildirim D, et al. Incidência de impactação e transmigração de caninos numa população de pacientes. Dentomaxilofac Radiol 2004; 33:164-169.

35. Harry Jacoby, D.M.D. A etiologia das impactações do canino superior AM. J. ORTHOD.1983 volume 84 Número 2

36. Manne R, Gandikota C, Juvvadi SR, Medapati Rama H, Anche S. Caninos impactados: Etiologia, diagnóstico e tratamento ortodôntico. J Pharm Bioall Sci 2012;4:234-8.

37. Adrian Beckera e Stella Chaushub Etiologia da impactação do canino superior: Uma revisão .ajodo.2015.06.013

38. Lappin MM. Tratamento prático do canino maxilar impactado. Am J Orthod 1951;37:769-78.

39. Ericson S, Kurol J. Early treatment of palatally erupting maxillary canines by extraction of the primary canines. Eur J Orthod 1988; 10:283-95.

40. Lindauer SJ, Rubenstein LK, Hang WM, Andersen WC, Isaacson RJ. Impacção do canino identificada precocemente com radiografias panorâmicas. J Am Dent Assoc 1992;123:91-92, 95-97.

41. Power SM, Short MB. Uma investigação sobre a resposta de caninos deslocados palatalmente à remoção de caninos decíduos e uma avaliação dos factores que contribuem para uma erupção favorável. Br J Orthod 1993;20:215-23.

42. Chaushu S, Zilberman Y, Becker A. Impactação do incisivo superior e sua relação com o deslocamento do canino. Am J Orthod Dentofacial Orthop 2003;124:144-50.

43. Becker A. Tratamento ortodôntico de dentes impactados. 3ª ed. Oxford, Reino Unido: Wiley Blackwell; 2012.

44. Fearne J, Lee RT. Erupção espontânea favorável de caninos superiores severamente deslocados com perturbação folicular associada. Br J Orthod 1988;15:93-8.

45. Sain DR, Hollis WA, Togrye AR. Correção de um canino impactado deslocado superiormente devido a um grande cisto dentígero. Am J Orthod Dentofacial Orthop 1992;102:270-6.

46. Brin I, Solomon Y, Zilberman Y. Trauma como um possível fator etiológico na impactação do canino superior. Am J Orthod Dentofacial Orthop 1993;104:132-7.

47. Broadbent BH. Desenvolvimento ontogénico da oclusão. Angle Orthod 1941;11:223-41.

48. Miller BH. The influence of congenitally missing teeth on the eruption of the upper canine. Dent Pract Dent Rec 1963;13:497-504.

49. Bass TB. Observações sobre o dente canino superior mal

posicionado. Dent Pract Dent Rec 1967;18:25-33.

50. Zilberman Y, Cohen B, Becker A. Tendências familiares em caninos palatinos, incisivos laterais anómalos e fenómenos relacionados. Eur J Orthod 1990;12:135-9.

51. Brin I, Becker A, Shalhav M. Posição do canino permanente superior em relação aos incisivos laterais anómalos ou ausentes: um estudo populacional. Eur J Orthod 1986;8:12-6.

52. Mossey PA, Campbell HM, Luffingham JK. O canino palatino e o incisivo lateral adjacente: um estudo de uma população do Oeste da Escócia. Br J Orthod 1994;21:169-74.

53. Grahnen H. Hipodontia na dentição permanente. Uma investigação clínica e genética. Odontol Revy 1956;79(Suppl 3):1-100.

54. Pinho T, Tavares P, Maciel P, Pollmann C. Ausência de desenvolvimento dos incisivos laterais superiores na população portuguesa. Eur J Orthod 2005;27:443-9.

55. Alvesalo L, Portin P. The inheritance pattern of missing, pegshaped and strongly mesio-distally reduced upper lateral incisors. Ata Odontol Scand 1969;27:563-75.

56. Garn SM, Lewis AB. O gradiente e o padrão de redução do tamanho da coroa na hipodontia simples. Angle Orthod 1970;40:51-8.

57. Ericson S, Kurol J. Radiographic examination of ectopically erupting maxillary canines (Exame radiográfico de caninos superiores em erupção ectópica). Am J Orthod Dentofacial Orthop 1987;91: 483-92.

58. Abron A, Mendro R, Kaplan S. Caninos maxilares permanentes impactados: diagnóstico e tratamento. N Y State Dent J 2004;70:24-8.

59. Camilleri S, Lewis CM, McDonald F. Caninos maxilares ectópicos: análise de segregação e um estudo de gémeos. J Dent Res 2008;87:580-3.

60. Becker A, Gillis I, Shpack N. A etiologia da deslocação palatina dos caninos superiores. Clin Orthod Res 1999;2:62-6.

61. Oliveira RJ. Tratamento ortodôntico de caninos maxilares impactados palatalmente. Aust Orthod J 2002;18:64-70.

62. Leonardi M, Armi P, Franchi L, Baccetti T. Duas abordagens interceptivas para caninos deslocados palatalmente: um estudo longitudinal prospetivo. Angle Orthod 2004;74:581-6.

63. Baccetti T, Leonardi M, Armi P. Um estudo clínico aleatório de duas abordagens interceptivas para caninos deslocados palatalmente. Eur J Orthod 2008;30:381-5.

64. Bonetti GA, Zanarini M, Parenti SI, Marini I, Gatto MR. Tratamento preventivo de caninos permanentes superiores em erupção ectópica através da extração de caninos decíduos e primeiros molares: Um ensaio clínico randomizado. Am J Orthod Dentofacial Orthop 2011;139:316-23.

65. Rutledge MS, Hartsfield JK Jr. Factores genéticos na etiologia dos caninos deslocados palatalmente. Semin Orthod 2010;16:165-71.

66. Kokich VG, Mathews DP. Tratamento cirúrgico e ortodôntico de dentes impactados. Dent Clin North Am 1993;37:181-204.

67. Peterson, Ellis, Hupp, Tucker. Contemporary oral and maxillofacial surgery. Quarta edição, Mosby. pp 193-213.

68. Dimitroulis G. Uma sinopse de cirurgia oral menor. Reed Educational and Professional Publishing Ltd 1997. Reimpresso em 2001:50.

69. Fragiskos D. Oral Surgery. Springer Verlag-Berlin Heidelberg 2007. pp 121-176.

70. *Gaku Yamamoto,1 Yoshiyuki Ohta,2 Yoshizou Tsuda,3 Akio Tanaka,3 Masanori Nishikawa,1 Hirofumi InodaIA* Nova classificação de caninos e segundos pré-molares impactados utilizando ortopantomografia Asian J Oral Maxillofac Surg Vol 15, No 1,2003

71. Maraai I Orafi Classificação quantitativa de dentes impactados: Uma Nova Proposta *Classificação de Dentes Impactados: Uma Nova Proposta*

72. Andrew R. Chapokas, Khalid Almas e Gian-Pietro Schincaglia, O canino maxilar impactado: uma proposta de classificação para exposição cirúrgica *Vol. 113 N.º 2 fevereiro de 2012*

73. Chung How Kau* Philip Pan Ron L. Gallerano Jeryl D. English Um novo sistema de classificação 3D para impacções caninas - o índice KPG *Int J Med Robotics Comput Assist Surg* (2009).

74. Shapira Y, Kuftinec MN. Diagnóstico precoce e interceção de uma

potencial impactação do canino superior. *J Am Dent Assoc* 1998; 129:1450-4

75. Power SM, Short MB. Uma investigação sobre a resposta de caninos deslocados palatalmente à remoção de caninos decíduos e uma avaliação dos factores que contribuem para uma erupção favorável. *Br J Orthod* 1993; 20:217-23.

76. Jacobs SG. Reduzir a incidência de caninos superiores impactados palatalmente através da extração de caninos decíduos: um procedimento ortodôntico preventivo/intercetivo útil. Relato de casos. *Aust Dent J* 1992; 37:6-11.

77. Nitubroto **Biswasl**, Soma Halder **Biswas2**, Ajoy Kr **Shahi3** Maxilar Canino impactado: Diagnóstico e diretrizes de gestão orto-cirúrgica contemporânea Revista Internacional de Estudos Científicos | janeiro de 2016 | Vol 3 | Número 10

78. Ericson S, Kurol J. Estudo longitudinal e análise da supervisão clínica da erupção dos caninos superiores. *Community Dent Oral Epidemiol* 1986; 14:172-6.

79. Jacoby H. A etiologia das impacções do canino superior. *Am J Orthod* 1983; 84:125-32.

80. Ericson S, Kurol J. Exame radiográfico de caninos superiores em erupção ectópica. *Am J Orthod Dentofacial Orthop* 1987; 91:483-92.

81. Caminiti MF, Sandor GK, Giambattistini C, Tompson B. Resultados da exposição cirúrgica, colagem e erupção de 82 caninos superiores

impactados. *J Can Dent Assoc* 1998; 64:572-4, 576-9.

82. Rohlin M, Rundquist L. Anatomia da raiz apical de caninos maxilares impactados. Um estudo clínico e radiográfico. *Oral Surg Oral Med Oral Pathol* 1984; 58:141-7.

83. Yusuke Hamada, Celine Joyce Cornelius Timothius, Daniel Shin, e Vanchit John Impactação de caninos _ Uma revisão da prevalência, etiologia, diagnóstico e tratamento Seminários em Ortodontia, Vol 25, No 2, 2019: pp 117_123

84. Haney E, Gansky SA, Lee JS, et al. Análise comparativa de radiografias tradicionais e imagens volumétricas de tomografia computorizada de feixe cónico no diagnóstico e planeamento do tratamento de caninos superiores impactados. Am J Orthod DentofacialOrthop. 2010;137:590-597.

85. Ericson S, Kurol J. Reabsorções radiculares de incisivos devidas a caninos superiores ectópicos visualizadas por tomografia computorizada: um estudo comparativo em dentes extraídos. Angle Orthod. 2000;70:276-283

86. Ericson S, Kurol J. Reabsorção de incisivos após erupção ectópica dos caninos superiores: um estudo de TC. Angle Orthod. 2000;70:415-423.

87. Alqerban A, Jacobs R, Lambrechts P, Loozen G, Willems G. Reabsorção radicular do incisivo lateral maxilar causada por canino impactado: uma revisão da literatura. Clin Oral Investig. 2009;13:247-

255.

88. Shafer WG, Hine MK, Levy BM, Editores. Um livro de texto de patologia oral. 2ª Ed. Philadelphia: WB Saunders; 1963.

89. Suri L, Gagari E, Vastardis H. Erupção Dentária Retardada: Patogénese, Diagnóstico e Tratamento. Uma revisão da literatura. American Journal of Orthodontics and Dentofacial Orthopedics 2004; 126(4) 432-445.

90. Moss JP. O canino não irrompido. The Dental Practitioner and Dental Record 1972; 22(6) 241-248.

91. Ngan P, Hornbrook R, Weaver B. Tratamento precoce e atempado de caninos maxilares com erupção ectópica. Seminários em Ortodontia 2005; 11: 152-163.

92. Ericson S, Kurol J. Estudo Longitudinal e Análise da Supervisão Clínica da Erupção dos Caninos Maxilares. Community Dent Oral Epidemio1 Community Dentistry and Oral Epidemiology 1986; 14(3) 172-176.

93. Ericson S, Kurol J: Avaliação Radiográfica da Erupção dos Caninos Maxilares em Crianças com Sinais Clínicos de Distúrbios de Erupção. European Journal of Orthodontics 1981; 8(3) 133-140.

94. Williams BHJ. Diagnóstico e Prevenção da Impactação do Cúspide Maxilar. Angle Orthodontist 1981; 51(1) 30-40.

95. E.Mercuri,M. Cassetta,C.Cavallini,D. Vicari,R.Leonardi, and E. Barbato, "Dental anomalies and clinical features in patients with

maxillary canine impaction: a retrospective study," *AngleOrthodontist,* vol. 83, no. 1, pp. 22-28, 2013.

96. A K. Sajnani e N. M. King, "Anomalias dentárias associadas a caninos maxilares impactados por vestibular e palatino", *Journalof dentisteria clínica e de investigação,* vol. 5, no. 3, pp. 208- 213, 2014.

97. D. Roberts-Harry e J. Sandy, "Orthodontics. Parte 10: dentes impactados," *British Dental Journal,* vol. 196, no. 6, pp. 319-327, 2004

98. J. Kurol, "Impacted and ankylosed teeth: why, when, and how to intervene," *American Journal of Orthodontics and DentofacialOrthopedics,* vol. 129, no. 4, pp. S86-S90, 2006.

99. J. R. Herrera-Atoche, S. Diaz-Morales, G. Colome-Ruiz, M. Escoffie-Ramirez, e M. F. Orellana, "Prevalência de anomalias dentárias numa população mexicana," *Dentistry 3000,* vol. 2, n.º 1, pp. 1-5, 2014.

100. Becker, P. Smith, e R. Behar, "The incidence of anomalous maxillary lateral incisors in relation to palatally-displaced cuspids," *Angle Orthodontist,* vol. 51, no. 1, pp. 24-29, 1981.

101. S. Peck, L. Peck, e M. Kataja, "Concomitant occurrence of canine malposition and tooth agenesis: evidence of orofacial genetic fields," *American Journal of Orthodontics and DentofacialOrthopedics,* vol. 122, no. 6, pp. 657-660, 2002.

102. T. Baccetti, "A controlled study of associated dental anomalies," *Angle Orthodontist,* vol. 68, no. 3, pp. 267-274, 1998.

103. S. Chaushu, Y. Zilberman, e A. Becker, "Maxillary incisor impaction

and its relationship to canine displacement," *AmericanJournal of Orthodontics and Dentofacial Orthopedics*, vol. 124, no. 2, pp. 144-150, 2003.

104. M. Celikoglu, O.Miloglu, and O. Oztek, "Investigation of tooth transposition in a non-syndromic Turkish anatolian population: characteristic features and associated dental anomalies," *Medicina Oral, Patologia Oral y Cirugia Bucal,* vol. 15, no. 5, pp. e716-e720, 2010.

105. Kokich VG, Mathews DA. Dentes impactados: considerações cirúrgicas e ortodônticas. Em: McNamara Jr JA, editor. Orthodontics and dentofacial orthopedics. Ann Arbor, Mich: NeedhamPress; 2001.

106. Samir E. Bishara, Dennis D. Kommer, Michael H. McNei, Louis N. Montagano, Larry J. Oesterle, e H. Warren Youngquist, . Management of imppacted canines American Journal of orthodontics Volume 69, Número 4, abril, 1976.

107. Mc Sherry PF. A avaliação e as opções de tratamento para o canino maxilar enterrado. Dental Update 1996; 23(1) 7-10.

108. Machen DE. Aspectos legais da prática ortodôntica: conceitos de gestão de risco. O Canino Impactado. American Journal of Orthodontics and Dentofacial Orthopedics 1989; 96(3) 270-271.

109. Bishara SE. Tratamento Clínico dos Caninos Maxilares Impactados. Seminários em Ortodontia 1998; 4(2) 87-98.

110. Mc Sherry PF. O canino maxilar ectópico: Uma Revisão. British

Journal of Orthodontics 1998; 25(3) 209-216.

111. Becker A. The Orthodontic Treatment Of Impacted Teeth 2nd Ed. Jerusalém: Informa Healthcare; 2007.

112. Kurol J, Ericson S, Andreasen JO. O Canino Maxilar Impactado. Em: Andreasen JO, Kolsen Petersen J, Laskin D (eds.) Textbook And Color Atlas Of Tooth Impactions. Copenhaga: Munksgaard; 1997. p124-164.

113. Ericson S, Kurol J. Early Treatment of Palatally Erupting Maxillary Canines by Extraction of the Primary Canines. European Journal of Orthodontics 1988; 10(4) 283-295.

114. Power SM, Short MB. Uma Investigação sobre a Resposta dos Caninos Deslocados Palatalmente à Remoção dos Caninos Decíduos e uma Avaliação dos Factores que Contribuem para uma Erupção Favorável. British Journal of Orthodontics 1993; 20(3) 215-223.

115. Williams BHJ. Diagnóstico e Prevenção da Impactação do Cúspide Maxilar. Angle Orthodontist 1981; 51(1) 30-40.

116. Litsas G, Acar A. Uma Revisão dos Caninos Maxilares com Deslocamento Precoce: Etiologia, Diagnóstico e Tratamento Intercetivo. The Open Dentistry Journal 2011; 5: 39-47.

117. Baccetti T, Leonardi M, Armi P. Um Estudo Clínico Randomizado de Duas Abordagens Interceptivas para Caninos Deslocados Palatalmente. European Journal of Orthodontics 2008; 30(4) 381-385.

118. Oliveira RJ. Tratamento Ortodôntico de Caninos Maxilares com

Impacto Palatino. Australian Journal of Orthodontics 2002; 18(2) 64-70.

119. Broadbent BH. Desenvolvimento Ontogénico da Oclusão. Angle Orthodontist 1941; 11(4) 223-241.

120. Baccetti T, Sigler LM, Mcnamara JA. Um RCT sobre o tratamento de caninos deslocados palatalmente com ERM e/ou um arco transpalatino. European Journal of Orthodontics 2011; 33(6) 601-607.

121. Bishara SE. Caninos Maxilares Impactados: Uma Revisão. American Journal of Orthodontics and Dentofacial Orthopedics 1992; 101(2) 159-171.

122. Bishara SE. Tratamento Clínico dos Caninos Maxilares Impactados. Seminários em Ortodontia 1998; 4(2) 87-98.

123. Puricelli E, Morganti MA, Azambuja HV, Ponzoni D, Friedrisch CC. Osteotomia Maxilar Parcial Após uma Erupção Forçada Sem Sucesso de um Canino Maxilar Impactado - 10 Anos de Acompanhamento. Revisão e relato de caso. Journal of Applied Oral Science 2012; 20(6) 667-72.

124. Mirabella D, Giunta G, Lombardol. Substituição de Caninos Impactados por Primeiros Pré-Molares Maxilares: Uma alternativa válida ao tratamento ortodôntico tradicional. American Journal of Orthodontics and Dentofacial Orthopedics 2013; 143(1) 125-33.

125. Rosa M, Zachrisson B. Integrando o fechamento de espaços e a odontologia estética em pacientes com incisivos laterais maxilares

ausentes. Journal of Clinical Orthodontics 2007; 41(9) 563-573.

126. Thoraton L. Orientação anterior: Função do GrupoZGuia de Caninos. Uma revisão da literatura. The Journal of Prosthetic Dentistry 1990; 64(4) 479482.

127. Mc Sherry PF. O canino maxilar ectópico: Uma Revisão. British Journal of Orthodontics 1998; 25(3) 209-216.

128. Ericson S, Kurol J. Radiographic Examination of Ectopically Erupting Maxillary Canines (Exame Radiográfico de Caninos Maxilares com Erupção Ectópica). American Journal of Orthodontics and Dentofacial Orthopedics 1987; 91(6) 483-492

129. Blomlof L, Lindskog S, Andersson L, Hedstrom KG, Hammarstrom L. Storage of Experimentally Avulsed Teeth In Milk Prior to Replantation (Armazenamento de dentes avulsionados experimentalmente no leite antes do reimplante). Journal of Dental Research 1983; 62(8) 912-916.

130. Oswald RJ, Harrington GW, Van Hassel HJ. Reimplante 1: O papel do alvéolo. Jornal de Endodontia 1980; 6(3) 479-484.

131. Andersson L, Lindskog S, Blomlof L, Hedstrom KG, Hammarstrom L. Effect of Masticatory Stimulation on Dentoalveolar Ankylosis After Experimental Tooth Replantation. Endodontics Dental Traumatology 1985; 1(1) 13-6.

132. Andreasen JO. The Effect of Pulp Extirpation or Root Canal Treatment on Periodontal Healing After Replantation of Permanent Incisors in

Monkeys (O efeito da extirpação da polpa ou do tratamento do canal radicular na cicatrização periodontal após reimplantação de incisivos permanentes em macacos). Journal of Endodontics 1981; 7(6) 245-252.

133. Gonnissen H, Politis C, Schepers S, Lambrichts I, Vrielinck L, Sun Y, et al. Taxas de sucesso e sobrevivência a longo prazo de caninos transplantados autógenos. Oral Surgery Oral Medicine Oral Pathology Oral Radiology and Endodontics 2010; 110(5) 570-578.

134. Patel S, Fanshawe T, Bister D, Cobourne MT. Sobrevivência e Sucesso do Autotransplante de Canino Maxilar: Uma Investigação Retrospetiva. Jornal Europeu de Ortodontia 2011; 33(3) 298-304.

135. Huth KC, Nazet M, Paschos E, Linsenmann R, Hickel R, Nolte D. Autotransplante e verticalização cirúrgica de dentes impactados ou retidos: Um Estudo Clínico Retrospetivo e Avaliação da Satisfação do Paciente. Ata Odontologica Scandinavica 2013; 71(6) 1538-1546.

136. Peck S, Peck L, Kataja M. Ocorrência concomitante de malposição de caninos e agenesia dentária: Evidência de Campos Genéticos Orofaciais. American Journal of Orthodontics and Dentofacial Orthopedics 2002; 122(6) 657-660.

137. Hall GM, Reade PC. Reabsorção radicular associada a dentes caninos maxilares autotransplantados. The British Journal of Oral Surgery 1983; 21(3) 179-191.

138. Andreasen JO. Erupção ectópica de caninos permanentes

provocando reabsorção de incisivos. Tandlaegebladet 1987; 91(11) 487-492.

139. Shatz JP, Byloff F, Bernhard JP, Joho JP. Caninos gravemente afectados: Autotransplante como uma alternativa. International Journal of Adult Orthodontics and Orthognathic Surgery 1992; 7(1) 45-52.

140. Kristerson L. Autotransplante de pré-molares humanos. Jornal Internacional de Cirurgia Oral 1985; 14(2) 200-213.

141. Oshimi H. Nemawashi Jiggling e abafador gengival no transplante dentário autógeno. Nippon Dental Review 1993; 607: 65-74.

142. Suzaki Y, Matsumoto Y, Kanno Z, Soma K. A Pré-aplicação de Forças Ortodônticas nos Dentes Dadores Afecta a Cicatrização Periodontal de Dentes Transplantados. Angle Orthodontist 2008; 78(3) 495-501.

143. Ru N, Bai Y. Autotransplante canino: Efeito da preservação do local de extração com uma prótese de titânio e uma membrana bioreabsorvível. American Journal of Orthodontics and Dentofacial Orthopedics 2013; 143(5) 724-734.

144. Schatz JR, Joho JR. Um Estudo Clínico e Radiográfico de Caninos Impactados Autotransplantados. Jornal Internacional de Cirurgia Oral e Maxilofacial 1993; 22(6) 342-346.

145. Arikan F, Nizam N, Sonmez S. Estudo longitudinal de 5 anos sobre a taxa de sobrevivência e as alterações dos parâmetros periodontais em locais de autotransplante de caninos maxilares. Jornal de

Periodontologia 2008; 79(4) 595-602.

146. Gonnissen H, Politis C, Schepers S, Lambrichts I, Vrielinck L, Sun Y, et al. Taxas de sucesso e sobrevivência a longo prazo de caninos transplantados autógenos. Oral Surgery Oral Medicine Oral Pathology Oral Radiology and Endodontics 2010; 110(5) 570-578

147. Pogrel MA. Avaliação de mais de 400 transplantes de dentes autógenos. Jornal de Cirurgia Oral e Maxilofacial 1987; 45(3) 205-211.

148. Ahlberg K, Bystedt H, Eliasson S, Odenrick L. Avaliação a longo prazo de caninos maxilares autotransplantados com formação de raiz completa. Ata Odontologica Scandinavica 1983; 41(1) 23-31.

149. Mc Sherry PF. O canino maxilar ectópico: Uma Revisão. British Journal of Orthodontics 1998; 25(3) 209-216.

150. Kurol J, Ericson S, Andreasen JO. O Canino Maxilar Impactado. Em: Andreasen JO, Kolsen Petersen J, Laskin D (eds.) Textbook And Color Atlas Of Tooth Impactions. Copenhaga: Munksgaard; 1997. p124-164.

151. Bishara SE. Tratamento Clínico dos Caninos Maxilares Impactados. Seminários em Ortodontia 1998; 4(2) 87-98.

152. Coulter J, Richardson A. Erupção normal do canino maxilar quantificada em três dimensões. European Journal of Orthodontics 1997; 19(2) 171-183.

153. Nieri M, Crescini A, Rotundo R, Baccetti T, Cortellini P, Pini Prato GP.

Factores que Afectam a Abordagem Clínica dos Caninos Maxilares Impactados: uma Análise de Rede Bayesiana. American Journal of Orthodontics and Dentofacial Orthopedics 2010; 137(6)755-762.

154. Kurol J, Ericson S, Andreasen JO. O Canino Maxilar Impactado. Em: Andreasen JO, KOlsen Petersen J, Laskin D (eds.) Textbook And Color Atlas Of Tooth Impactions. Copenhaga: Munksgaard; 1997. p124-164.

155. Zachrisson BU, Thilander B. Introdução à Ortodontia, 5ª Edn. Estocolmo:Tandlakaforlaget; 1985.

156. Ericson S, Kurol J. Estudo Longitudinal e Análise da Supervisão Clínica da Erupção dos Caninos Maxilares. Community Dent Oral Epidemio1 Community Dentistry and Oral Epidemiology 1986; 14(3) 172-176.

157. Mc Sherry PF. A avaliação e as opções de tratamento para o canino maxilar enterrado. Dental Update 1996; 23(1) 7-10.

158. Nieri M, Crescini A, Rotundo R, Baccetti T, Cortellini P, Pini Prato GP. Factores que Afectam a Abordagem Clínica dos Caninos Maxilares Impactados: uma Análise de Rede Bayesiana. American Journal of Orthodontics and Dentofacial Orthopedics 2010; 137(6) 755-762.

159. Lewis PD. Cirurgia pré-ortodôntica no tratamento de caninos impactados. American Journal of Orthodontics 1971; 60(4) 383-397.

160. Nordenvall KJ. Glass Ionomer Cement Used as Surgical Dressing After Radical Surgical Exposure of Impacted Teeth. Swedish Dental

Journal 1992(3) 16: 87-92.

161. Ngan P, Hornbrook R, Weaver B. Tratamento precoce e atempado de caninos maxilares com erupção ectópica. Seminários em Ortodontia 2005; 11: 152-163.

162. Crescini A, Nieri M, Buti J, Baccetti T, Pini Prato GP. Caraterísticas Radiográficas Pré-Tratamento para o Prognóstico Periodontal de Caninos Impactados Tratados. Jornal de Periodontologia Clínica 2007; 34(7) 581587.

163. Kohavi D, Becker A, Zilberman Y. Exposição cirúrgica, movimento ortodôntico e posição final do dente como factores na rutura periodontal de caninos tratados com impacto palatino. American Journal of Orthodontics 1984; 85(1) 72-77.

164. Pritam Mohanty, Swati Saraswata Acharya, Subha Soumya Dany, Debapreeti Mohanty. Impactação do canino maxilar e sua gestão - uma revisão. Revista Internacional de Investigação Médica Contemporânea 2015;2(4):949-955

165. Kokich V, Mathews D. Tratamento cirúrgico-ortodôntico de dentes impactados. Dent Clin North Am 1993;37:181-204.

166. Vermette M, Kokich V, Kennedy D. Descobrindo dentes impactados labialmente: erupção fechada e técnicas de retalho posicionado apicalmente.Angle Orthod 1995;65:23-32.

167. Tratamento cirúrgico e ortodôntico do canino maxilar impactado: AJODO 2004; 126: 278-83.

168. Becker A, Ziberman Y. O canino com impacto palatino: Uma nova abordagem ao tratamento. AJO 1978; 74: 422-9.

169. Tratamento de cúspides impactadas. O laço de Hazard: Angle Orthodontics 1981; 51: 24-29.

170. Kokich VG, Mathews DA. Dentes impactados: considerações cirúrgicas e ortodônticas. Em: JA McNamara Jr, editor. Orthodontics and dentofacial orthopedics. Ann Arbor (Mich): NeedhamPress; 2001.

171. Jacoby H. O sistema de molas Ballista para dentes impactados: AJO 1979;75:121-238.

172. Fournier A, Turcottej, Bernard C. Considerações Ortodônticas no Tratamento de Caninos Maxilares Impactados. American Journal of Orthodontics 1982; 81(3) 236-239.

173. Stellzig A, Basdra EK, Kourposch G. A Etiologia da Impactação dos Dentes Caninos: Uma análise espacial. Fortschritte Der Kieferorthopadie 1994; 55(3) 97-103.

174. Jacoby H. A Etiologia das Impactações dos Caninos Maxilares. American Journal of Orthodontics 1983; 84(2) 125-132.

175. Vanarsdall RL Jr. Gestão eficiente de dentes não irrompidos: Uma modalidade de tratamento testada pelo tempo. Seminários em Ortodontia 2010; 16(3) 212221.

176. Kokich VG. Tratamento Cirúrgico e Ortodôntico de Caninos Maxilares Impactados.American Journal of Orthodontics and Dentofacial Orthopedics 2004; 126(3) 278-283.

177. Becker A, Brin I, Ben-Bassat Y, Zilberman Y, Chaushu S. Técnica Cirúrgica de Erupção Fechada para Incisivos Maxilares Impactados: Uma avaliação periodontal pós-ortodôntica. American Journal of Orthodontics and Dentofacial Orthopedics 2002; 122(1) 9-14.

178. Vermette M, Kokich V, Kennedy D. Descobrindo dentes impactados labialmente: Técnicas de Erupção Fechada e de Retalho Posicionado Apicalmente. Angle Orthodontist 1995; 65(1) 23-32.

179. Becker A. O tratamento ortodôntico de dentes impactados 2nd Ed. Jerusalém: Informa Healthcare; 2007

180. Kokich VG. Tratamento Cirúrgico e Ortodôntico de Caninos Maxilares Impactados. American Journal of Orthodontics and Dentofacial Orthopedics 2004; 126(3) 278-283.

181. Oliveira RJ. Tratamento Ortodôntico de Caninos Maxilares com Impacto Palatino. Australian Journal of Orthodontics 2002; 18(2) 64-70.

182. Vanarsdall R, Corn H. Tratamento dos tecidos moles dos dentes não irrompidos posicionados labialmente. American Journal of Orthodontics 1977; 72(1) 53-64.

183. Kokich VG, Mathews DA. Dentes impactados: Considerações cirúrgicas e ortodônticas. In: JA McNamara Jr. (ed.) Orthodontics and Dentofacial Orthopedics. Ann Arbor, Michigan: Needham Press; 2001.

184. Caprioglio A, Vanni A, Bolamperti L. Resposta Periodontal a Longo

Prazo ao Tratamento Ortodôntico de Caninos Maxilares com Impacto Palatino. European Journal of Orthodontics 2013; 35(3) 323-328.

185. Kuftinec MM, Stom D, Shapira Y. O Canino Maxilar Impactado: I. Revisão de Conceitos. ASDS Journal of Dentistry for Children 1995; 62(5) 317-324.

186. Tulcan T. Uma Avaliação dos Resultados do Tratamento de Caninos Maxilares com Impacto Labial. Tese de Doutorado, Departamento de Ortodontia, Filadélfia; 1997.

187. Graber TM, Vanarsdall RL Jr. Orthodontics Current Principles and Techniques 3rd Ed. St Louis: Mosby; 2000.

188. Schmidt A. Reação Periodontal à Descobertura Precoce, Erupção Autónoma e Alinhamento Ortodôntico de Caninos Maxilares com Impacto Palatino. Tese de Doutorado. Universidade de Washington, Seattle; 2004.

189. Schmidt AD, Kokich VG. Resposta Periodontal à Descoberta Precoce, Erupção Autónoma e Alinhamento Ortodôntico de Caninos Maxilares com Impacto Palatino. American Journal of Orthodontics and Dentofacial Orthopedics 2007; 131(4) 449-455.

190. Becker A, Shpack N, Shteyer A. Colagem de attachments em dentes impactados na altura da exposição cirúrgica. European Journal of Orthodontics 1996; 18(5) 457-463.

191. Becker A. The Orthodontic Treatment of Impacted Teeth. Oxford, Londres: Wiley- Blackwell; 2012.

192. Becker A, Chaushu S. Caninos com Impacto Palatino: O caso da exposição cirúrgica fechada e tração ortodôntica imediata 2013; 143(4) 451-459.

193. Burden DJ, Mullally BH, Robinson SN. Caninos Palatalmente Ectópicos: Erupção Fechada Versus Erupção Aberta. American Journal of Orthodontics and Dentofacial Orthopedics 1999; 115(6) 640-644.

194. Parkin NA, Milner RS, Deery C, Tinsley, Smith AM, Germain P, Freeman JV, Bell SJ, Benson PE. Saúde Periodontal de Caninos Deslocados Palatalmente Tratados com Técnica Cirúrgica Aberta ou Fechada: Um Ensaio Multicêntrico, Randomizado e Controlado. American Journal of Orthodontics and Dentofacial Orthopedics 2013; 144(2) 176-184.

195. Darkin N, Benson PE, Thind B, Shah A. Exposição cirúrgica aberta versus fechada de dentes caninos que estão deslocados no céu da boca. A Base de Dados Cochrane de Revisões Sistemáticas 2008; 8(4) CD006966 Considerações Clínicas e Gestão de Dentes Caninos Maxilares Impactados http://dx.doi.org/10.5772/59324 499

196. Smailiene D, Kavaliauskiene A, Pacauskiene I, Zasciurinskiene E, Bjerklin K. Caninos Maxilares com Impacto Palatino: A escolha do método de tratamento ortodôntico cirúrgico não influencia o estado periodontal pós-tratamento. Um estudo prospetivo controlado. Jornal Europeu de Ortodontia 2013; 35(6) 803-810

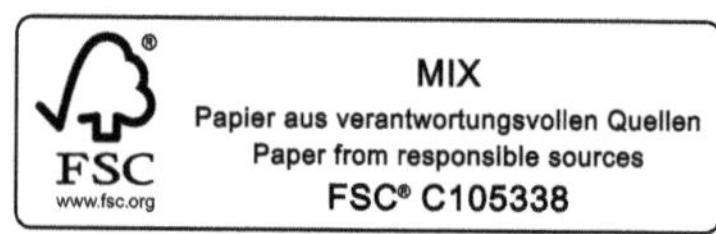

Printed by Books on Demand GmbH, Norderstedt / Germany